孕妇学校科普系列

怀孕了，你必须知道的小知识

李怡巍　刘睿倩　李晓燕　主编

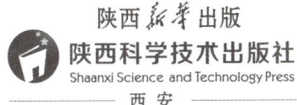

陕西科学技术出版社

西安

图书在版编目(CIP)数据

怀孕了,你必须知道的小知识/李怡巍,刘睿倩,李晓燕主编. — 西安:陕西科学技术出版社,2024.7
(孕妇学校科普系列)
ISBN 978-7-5369-8914-6

Ⅰ.①怀… Ⅱ.①李… ②刘… ③李… Ⅲ.①妊娠期—妇幼保健 Ⅳ.①R715.3

中国国家版本馆 CIP 数据核字(2024)第 037719 号

怀孕了,你必须知道的小知识
HUAIYUNLE,NI BIXU ZHIDAO DE XIAO ZHISHI
李怡巍　刘睿倩　李晓燕　主编

责任编辑	高　曼
封面设计	曾　珂
出 版 者	陕西科学技术出版社
	西安市曲江新区登高路 1388 号陕西新华出版传媒产业大厦 B 座
	电话 (029)81205187　传真 (029)81205155　邮编 710061
	http://www.snstp.com
发 行 者	陕西科学技术出版社
	电话(029)81205180　81205178
印　　刷	西安五星印刷有限公司
规　　格	880mm×1230mm　32 开本
印　　张	6
字　　数	130 千字
版　　次	2024 年 7 月第 1 版
	2024 年 7 月第 1 次印刷
书　　号	ISBN 978-7-5369-8914-6
定　　价	36.00 元

版权所有　翻印必究

《怀孕了,你必须知道的小知识》编委会

主　编
李怡巍　刘睿倩　李晓燕

副主编
张姗姗　弋晶晶　陈　蕾　肖碧蓉　蒲春容

编委
尹　君　陈　佳　唐　洋　高　虹　袁虹琳
吕晓莉　王新美　李兴亭　侯建琼　程维琪
陈　晨　胡婷婷　刘旭艳　张继权　尤朝香
宋婧嘉　李红婷　崔　英　彭　丽　杨海英
魏　韦

绘　图
张芸姬

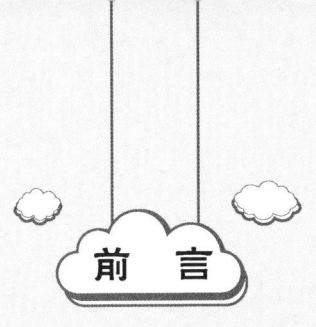

前言

2021年,国家卫健委颁布《关于优化生育政策促进人口长期均衡发展的决定》,自此全面实施三孩政策。《"健康中国2030"规划纲要》和《中国妇女儿童发展纲要(2021—2030年)》都对保障母婴安全提出了明确要求。为了提高妇幼健康服务质量和水平,国家卫健委还印发了《母婴安全行动提升计划(2021—2025年)》,实施优化生育政策,切实保障孕产妇和新生儿生命安全和健康。

芳树初蕊春风吟,郦郦慧鸟报佳音。血脉温情承去往,冷暖饥饱腹连心。六甲孕成文武相,十月怀胎天地姻。怀孕的日子里,妈妈的身体犹如被施了神奇的魔法,不断演绎着生命的奇迹。胎儿在母体中静静地生长,尽管此时的种种不适可能让妈妈备感疲惫,但更多地却是让妈妈获得了幸福感和满足感。

孕期是每个女性生命中非常特殊的时期,在这段时间里,妈妈的身体经历着巨大的变化,为宝宝的健康成长提供了最为重要的环境。40周的孕期是一个美妙而充实的时期,怀孕的妈妈需要了解大量的孕期保健知识,这对妈妈和宝宝的健康都至关重要。通过做好孕期保健,妈妈可以给宝宝带来更好的起点,也能更好地享受这段特殊的经历。

本书3位主编均从事妇产科临床工作多年,其中的李怡巍教授是德阳市妇女儿童医院护理负责人,刘睿倩教授是德阳市妇女儿童医院大妇产科负责人，李晓燕是德阳市妇女儿童医院产科护理负责人，参与本书撰写的其他作者均为产科孕期保健领域相关专业医务人员，具有丰富的孕期保健实践工作经验。本书将孕期保健相关知识以问题的形式加以呈现，从备孕、孕早期、孕中期、孕晚期几个阶段出发，由浅入深，图文并茂，既科学严谨，又通俗易懂，具有很强的实用性。相信本书不仅可以帮助备孕及孕期的女性提高孕期保健素养，也可以为医务人员提供孕期保健的宣教资料，为孕妈妈及宝宝的健康保驾护航。

编者

2023 年 12 月

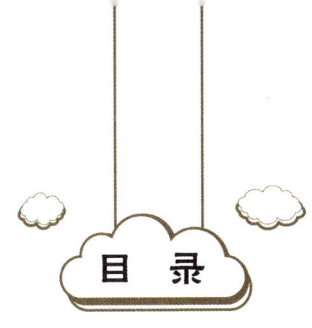

目录

第一部分 备孕大揭秘

1. 为什么要做孕前准备？ / 2
2. 想要健康萌宝该怎么做？ / 3
3. 备孕该从什么时候开始？ / 4
4. 什么时间同房更容易受孕？ / 4
5. 适宜孕妈妈生活的居家环境是什么样的？ / 5
6. 什么是备孕高危因素自评？ / 6
7. 什么是TORCH感染筛查？ / 7
8. 备孕期间还能继续服用原来的药物吗？ / 8
9. 备孕期间的疫苗小知识 / 9
10. 备孕需要补充钙吗？ / 10
11. 备孕需要补充铁吗？ / 11
12. 备孕期如何补充叶酸？ / 12
13. 哪些情绪会影响怀孕？ / 12
14. 孕前心理调节，由内而外准备好！ / 13

15. 女性的最佳生育年龄是多少? / 14

16. 高龄孕妇怎样做好孕前准备? / 14

17. 卵子小姐和精子先生相遇后的故事 / 16

1. 恭喜您!确定怀孕啦 / 18
2. 早期妊娠指标须知 / 18
3. 孕早期胎宝宝和孕妈妈的变化 / 19
4. 解密早孕反应 / 20
5. 孕早期为什么总是尿意频频? / 21
6. 如何应对阴道出血? / 21
7. 出现轻微腹痛别担心 / 22
8. 产前检查大揭秘——产检时间和主要内容 / 23
9. 揭秘孕早期B超检查 / 26
10. B超真的会伤害胎宝宝吗? / 27
11. 大宝是剖宫产,怀二宝需要注意什么? / 27
12. 孕早期这些行为可能会引起流产! / 28
13. 孕期情绪不稳定是怎么回事? / 29
14. 给孕妈妈的心理调节小妙招 / 30

孕早期建议准爸爸这样做 / 30

一个公式学会计算体重指数 / 31

一张表知道孕期体重增长多少比较合适 / 32

孕期营养小秘密——叶酸篇 / 33

探秘胎教之道 / 34

孕早期适合的运动 / 34

第三部分　快乐孕育

1. 进入孕中期了 / 38
2. 怀孕第 4~5 个月胎宝宝和孕妈妈的变化 / 38
3. 怀孕第 6~7 个月胎宝宝和孕妈妈的变化 / 39
4. 孕中期乳房出现这些变化是正常现象 / 39
5. 孕中期肚子紧绷该怎么处理？ / 40
6. 孕期如何缓解肚子胀气？ / 40
7. 孕期静脉曲张不容忽视 / 42
8. 解决便秘难题 / 43
9. 怀孕后为什么总是感觉疲劳乏力？ / 44
10. 胎宝宝与妈妈的互动——胎动 / 44
11. 首次胎心音是最甜蜜的礼物 / 45

12. 孕中期多久进行一次产检？ / 45

13. 唐氏筛查那些事 / 45

14. 大排畸检查是查什么？ / 46

15. 不能忽视的宫高、腹围 / 47

16. 身体瘦的孕妈妈有必要进行糖尿病筛查吗？ / 47

17. 爱哭的孕妈妈请不要害怕！ / 48

18. 胎教让智慧发光 / 49

19. 孕中期胎教之音乐 / 50

20. 孕中期胎教之抚摸 / 51

21. 孕中期胎教之语言 / 52

22. 不能错过的孕期膳食指南解读 / 53

23. 要想宝宝长得好，营养素摄入不能少 / 54

24. 健康的一日三餐该怎么吃？ / 56

25. 孕期如何科学加餐？ / 56

26. 孕期饮食红线不要碰 / 58

27. 孕期什么时候开始运动？ / 59

28. 孕期运动好处知多少 / 60

29. 孕中期可以进行哪些居家运动呢？ / 60

30. 孕中晚期这些运动应该避免哦！ / 67

31. 水中运动的好处 / 68

32. 如何安排孕中期的运动时间？ / 69

33. 孕期运动穿搭小技巧 / 69

34. 孕中期运动注意事项 / 70

35. 孕妈妈运动前需要做哪些准备？ / 71

36. 孕妈妈运动后该怎样护理？ / 71

37. 孕育胎宝宝之准爸爸辅助按摩篇 / 72

38. 孕育胎宝宝之准爸爸生活照顾篇 / 74

39. 孕育胎宝宝之准爸爸情绪管理篇 / 75

40. 孕育胎宝宝之准爸爸胎教篇 / 76

第四部分　分娩准备

1. 进入孕晚期了 / 80

2. 孕晚期胎宝宝和孕妈妈的变化 / 80

3. 产检大揭秘之胎监 / 82

4. 关于脐血流的那些事 / 83

5. 不可忽视的孕前检查——"小排畸" / 83

6. 孕妈妈必不可少的分娩计划 / 84

7. 避免早产，预防是关键！ / 84

8. 孕晚期分泌乳汁正常吗？ / 85

9. 听胎心不能代替数胎动 / 86

10. 孕晚期妈妈的小烦恼——尿频、腰酸背痛找上门 / 87

11. 痒在妈妈,伤在胎宝:孕期皮肤瘙痒不能忽视! / 89

12. 孕妈妈如何避免"尴尬病"——痔疮 / 90

13. "难以启齿"的烦恼——分泌物增多不能掉以轻心! / 92

14. 似胎动,非胎动——那是胎宝宝在打嗝! / 93

15. 快速缓解孕晚期胃部不适 / 94

16. 孕妈妈,你"肿"了吗? / 94

17. 孕期要细心呵护"心"! / 96

18. 孕妈妈是O型血,新生儿一定会发生溶血吗? / 96

19. 盘点胎宝宝在"房子里"的各种睡姿 / 97

20. 羊水很重要,过多过少都不行 / 98

21. 羊水破了,第一时间该怎么做? / 100

22. 羊水和小便,别傻傻分不清楚 / 101

23. 宝宝的"退房"时间如何推算? / 101

24. 孕晚期"见红"不要怕 / 102

25. 胎儿入盆是什么感觉? / 102

26. 这样呼吸可以减轻分娩疼痛! / 103

27. 快速分辨真、假宫缩 / 105

28. 侧切和裂伤哪个更可怕? / 105

29. 顺产后骨盆会变大吗? / 106

30. 亲友如何对孕中期的妈妈进行情感支持? / 107

31. 孕期控盐很重要! / 108

32. 临产饮食攻略 / 108

33. 孕晚期怎么动才安全不伤胎? / 109

34. 产前运动操——腰、腿部运动和呼吸运动 / 110

35. 多爬楼梯可以生得更快吗? / 111

36. 胎宝宝能不能自己摆脱脐带绕颈? / 112

37. 孕晚期待产包清单 / 113

38. 孕妈妈专属入院准备攻略 / 115

39. 孕妈出现以下情况需要立即去医院! / 117

40. 准爸爸陪伴分娩,让爱更近一点! / 117

41. 宝宝即将降临,准爸爸准备好了吗? / 117

42. 导乐陪伴——孕妈妈的小福音! / 118

43. 使用无痛分娩后真的一点都不痛吗? / 119

44. 除了药物镇痛外,还有其他缓解宫缩痛的方法吗? / 121

45. 孕晚期睡姿大揭秘 / 123

46. 身材矮小的孕妈妈不能顺产吗? / 125

47. 预产期到了,可以直接要求行剖宫产手术吗? / 125

48. 过期妊娠对母儿的影响 / 127

49. 顺产与剖宫产 / 128

50. 产后何时开始喂奶比较好? / 129

第五部分　日常生活问题

1. 为什么孕期要做好口腔保健? / 132

2. 孕妈妈请注意避免接触以下物质! / 133

3. 怀孕后拍胸片会影响胎宝宝吗? / 133

4. 防辐射服大揭秘 / 135

5. 植物可以防辐射吗? / 136

6. 孕期不能使用电子产品吗? / 136

7. 从"头"开始,学习头发养护之道 / 137

8. 怀孕了可以涂指甲油吗? / 138

9. 孕妈妈专属穿搭攻略 / 139

10. 孕妈妈如何穿鞋才能"足"够幸福? / 141

11. 做好私处护理,成为"清爽"妈妈 / 142

12. 孕期洗澡注意事项 / 143

13. 孕妈妈怎样才能有效预防感冒? / 145

14. 如何应对孕期感冒? / 146

15. 这些疫苗孕期不宜接种! / 147

16. 养胎还是工作,给职场孕妈的小建议! / 147

17. 怀孕后不要再做这些工作了! / 148

18. 孕期去公共场所有哪些注意事项? / 149

19. 孕期佩戴隐形眼镜需要知道的事 / 150

20. 孕期注意护肤,做美美的孕妈妈! / 151

21. 孕期可以使用防晒霜吗? / 152

22. 孕期如何护理乳房? / 152

23. 内衣、内裤选对了吗? / 154

24. 孕期需要使用托腹带吗? / 155

25. 孕期要科学晒太阳! / 155

26. 肥胖会遗传给宝宝吗? / 156

27. 双眼皮会遗传给宝宝吗? / 156

28. 胎宝宝什么时候能听到外界的声音? / 157

29. 胎宝宝在肚子里怎样吸收营养? / 157

30. 胎动和性别有关吗? / 157

31. "肚子尖怀的是男孩,肚子圆怀的是女孩"是真的吗? / 158

32. "怀女宝皮肤会变好,怀男宝皮肤会变差"是真的吗? / 160

33. "酸儿辣女"的说法可靠吗? / 160

34. 孕期多喝水可以补羊水吗? / 161

35. 孕期抽烟、喝酒，胎宝宝表示很不开心！ / 161

36. 憋尿危害大 / 162

37. 为什么怀孕后一咳嗽就漏尿？ / 162

38. 孕期能有性生活吗？需要注意什么？ / 163

39. 高度近视的孕妈妈如何安全度过孕产期？ / 163

40. 哪些家务是孕妈妈能做的？ / 164

41. 孕期外出、旅游相关事项 / 164

42. 孕期坐车指南 / 165

43. 多吃葡萄宝宝能有大眼睛吗？ / 166

44. 怀孕吃牛肉宝宝会变黑吗？ / 166

45. 预防食物过敏小妙招！ / 167

46. 家有孕妈妈，注意这5类花草不要养！ / 167

47. 怎么防"妊娠纹"？ / 168

48. "肚子里待1天，远胜外边待10天"是这样的吗？ / 170

49. "一孕傻三年"是真的吗？ / 171

50. 剖宫产的宝宝比顺产的宝宝更安全吗？ / 171

51. 妈妈的"独门秘籍"——储存母乳！ / 172

第一部分
备孕大揭秘

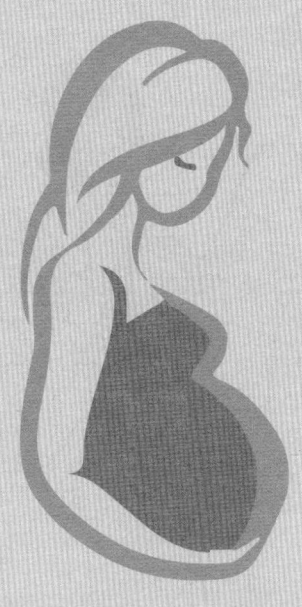

1. 为什么要做孕前准备?

我国每年新增出生缺陷人数高达 80 万~120 万。做孕前准备能帮助准备要宝宝的夫妇在怀孕前发现异常,及时治疗和避免潜在问题,将身体和心理都调试到最佳状态,并在医生指导下有计划地怀孕,减少胎宝宝的出生缺陷,保证孕妈妈平安度过孕产期。是降低出生缺陷的一级预防措施。

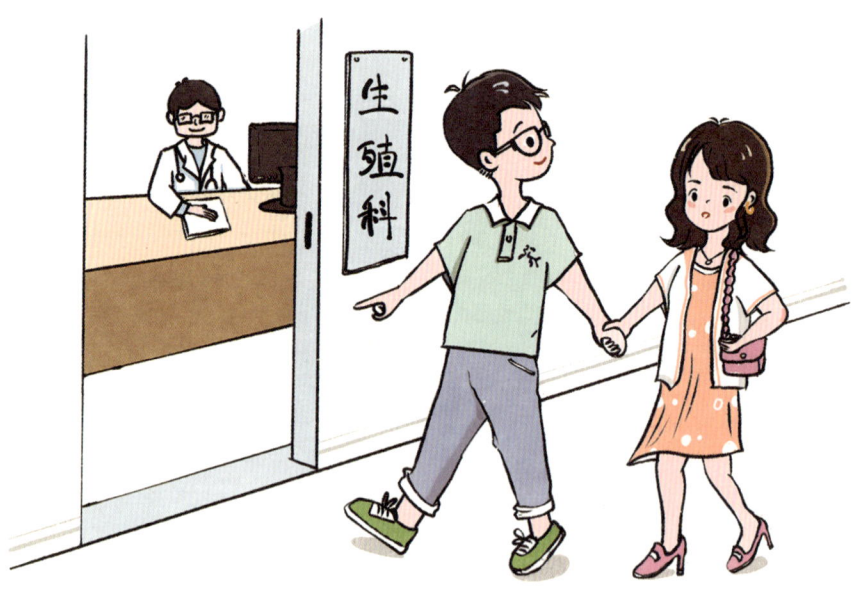

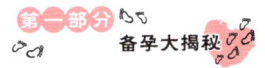

2. 想要健康萌宝该怎么做?

十月怀胎是女性人生旅途中的一段美好经历。为了孕育出健康的宝宝,有计划地怀孕是非常必要的。那么,孕前该做哪些准备呢?

(1) 计划妊娠:有计划、有准备地妊娠,尽量避免高龄妊娠。

(2) 合理营养:合理膳食,将体重的增加幅度控制在正常范围内。

(3) 补充叶酸:合理补充叶酸或含叶酸的复合维生素,预防将来孕育的胎宝宝神经管畸形。

(4) 医生评估:女性如存在遗传病、传染病、慢性疾病等问题,应在专业医务人员的评估和指导下备孕。

(5) 合理用药:在专业医务人员指导下用药,避免使用将来可能影响胎宝宝正常发育的药物。

(6) 避免危险:避免接触生活及职业环境中的有毒有害物质,避免密切接触宠物。

(7) 改变习惯:改变不良生活习惯及生活方式,避免高强度的工作、高噪声环境和家庭暴力。

(8) 关注心理:保持心理健康,解除精神压力,预防孕期及产后心理问题的发生。

(9) 合理运动:选择合适的运动方式,合理控制运动时间。

3. 备孕该从什么时候开始?

(1) 6个月戒烟酒:计划妊娠前6个月,夫妇双方应戒烟酒,并远离吸烟、高噪声、高温环境,避免高强度工作。保持心理健康,解除精神压力,预防孕期及产后心理问题的发生。

(2) 3~6个月调身体:计划妊娠前3~6个月,夫妇双方都应调整自身营养、健康状况和生活习惯,平衡膳食,科学合理地补充各种营养元素。多吃含铁丰富的食物,适当摄入碘盐及富含碘的食物。

(3) 4~6个月优生检查:建议在受孕前4~6个月进行孕前优生健康检查。

(4) 3个月补充叶酸:建议孕前3个月开始每日补充叶酸,直到妊娠12周。

4. 什么时间同房更容易受孕?

女性在排卵期同房更容易受孕。排卵是指卵细胞及周围结构一起从卵巢排出的过程,一般将排卵日的前5天和后4天,连同排卵日在内共10天称为排卵期。女性的排卵日期一般在下次月经来潮前的14天左右。卵子自卵巢排出后在输卵管内能生存1~2天,以等待受精;男性的精子在女性的生殖道内可维持2~3天的受精能力,故在卵子排出的前后几天里同房更容易受孕。

推测排卵期:基础体温测定法。

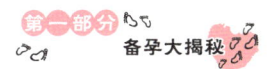

（1）了解基础体温：基础体温是身体在静息状态下的体温，需要在睡眠6~8小时以上，不活动、不进食水、不说话时测得。为了取值精确，我们一般选择测量口温。

（2）推算排卵期：根据基础体温推算排卵期至少需要测量1个月经周期的体温，然后用线将测量的每一个点连成一条体温曲线。一般在月经的前半周期，体温常常比较低，称为低温期；排卵后，因为孕激素的作用，体温会升高0.3~0.5℃，并持续10~14天，称为高温期。因此从基础体温曲线可以看出来，体温从低升高的阶段就是排卵期。

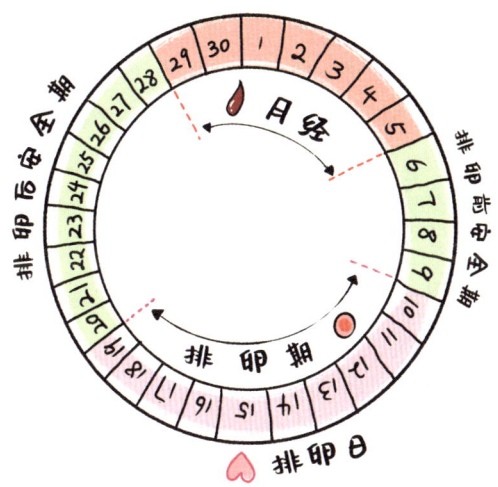

 5. 适宜孕妈妈生活的居家环境是什么样的？

环境因素可作用于人体的遗传物质，进而危害人体健康。有研究指出，长期处于受污染的环境中会危害孕产妇身体健康，如造成自然流产、胎儿生长受限、早产和低出生体重，甚至增加孕产妇死亡率。因此，孕前需要做好相应的居家环境准备。

（1）避免噪声：噪声对妊娠的不同阶段都可造成危害，早期以自然流产、胚胎停止发育为主，中晚期则可引起妊娠高血压、胎儿发育迟缓及低出生体重儿。

（2）避免和宠物的亲密接触：母体接触宠物，可能感染弓形虫等多种寄生虫，从而影响胎宝宝发育。

（3）保持环境通风：保持环境通风，可以减少接触生活化学污染物，提高空气质量，减少空气污染对身体造成的伤害。

（4）避免长时间接触电磁辐射：尽量避免或减少长时间接触高电磁辐射的电器，如电脑、微波炉等。

（5）减少居家环境中的安全隐患：改善居室环境，把可能绊脚的物品重新归置，留出最大的空间，方便怀孕后的行动；将经常使用的物品放在站立时方便取放的地方，如厨房用品；适当调低阳台及卫生间的晒衣架或晒衣绳；在卫生间及其他易滑倒的地方加放防滑垫，在马桶周围安装扶手。

6. 什么是备孕高危因素自评？

每个妈妈都希望生下一个健康聪明的宝宝，那么，准妈妈们就要从身体和心理各方面做好怀孕前的准备，其中，备孕前的高危因素自评是很有必要的，它包括：

（1）评估夫妇双方的健康状况。

（2）评估自己的慢性疾病史、家族史和遗传病史。

（3）评估自己的孕产史和前次分娩史，是否剖宫产。

（4）评估自己的生活方式、饮食营养、职业状况及工作环境、运动（劳动）情况、家庭暴力、人际关系等。

自评后根据自己的情况及时与医生沟通，以便医生给予相应建议。

 7. 什么是 TORCH 感染筛查？

所有备孕女性在知情同意前提下均可行 TORCH 筛查。

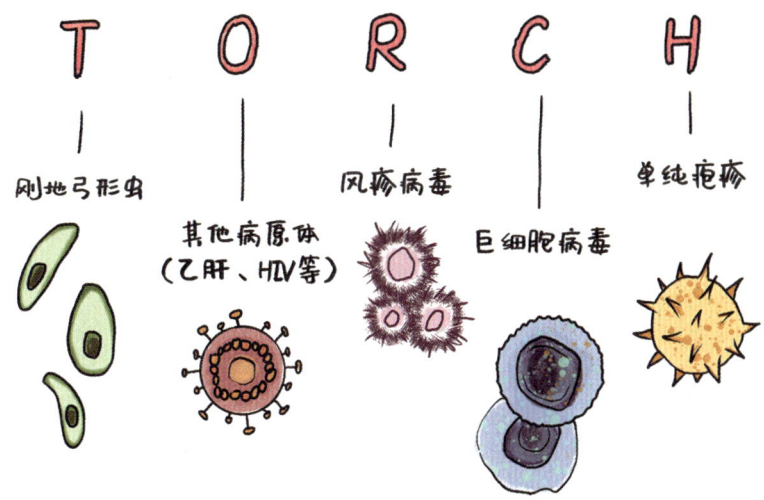

1）重点筛查人群

重点筛查有流感症状、密切接触宠物、有急性感染病例或疑似急性感染病例接触史及其疫苗接种史的女性。

2）筛查项目

（1）弓形虫（TOX）：无临床症状的 TOX–IgM 阴性、IgG 阳性者，无须再检测和治疗；IgM 阳性、IgG 阳性或阴性者，应结合病史及其他检查指标排除假阳性，择期复查；明确 TOX 急性感染者，至少要在间隔 6 个月复查 IgM 阴性后才能妊娠。

（2）风疹病毒（RV）：孕前 3 个月建议常规行 RV 血清学筛查。自然感染 RV 可获得终身免疫。孕前 RV–IgM、IgG 抗体阴性的女性，建议注射麻腮风三联疫苗后避孕 1～3 个月，等待产生保护性抗体（IgG＞10IU/mL）后再妊娠。

（3）单纯疱疹病毒（HSV）：HSV–Ⅰ型及 HSV–Ⅱ型均可引起生殖器疱疹，孕前女性若无症状，无须检测 HSV 分型，经治疗产生抗体后再妊娠。

（4）巨细胞病毒（CMV）：建议有条件的女性孕前行 CMV–IgG 和 CMV–IgM 检测，了解其基础免疫状态。目前尚无预防 CMV 感染的疫苗。处于 CMV 急性感染期的女性，应至少间隔 6 个月复查 IgM 阴性后再妊娠。

这些筛查听上去有些复杂，建议备孕时直接咨询医生，医生会根据情况开具相应检查。

8. 备孕期间还能继续服用原来的药物吗？

听取专业医务人员建议。

（1）可以停药：备孕夫妇由于慢性疾病或其他原因需要长期服

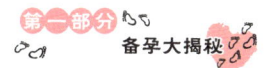

药,但在孕前咨询医生可以停止用药 3 个月以上的,可以按计划妊娠。

(2)不能停药:备孕夫妇需长期服药,且孕前和孕期均不能停止使用药物的,需定期到医院随访。

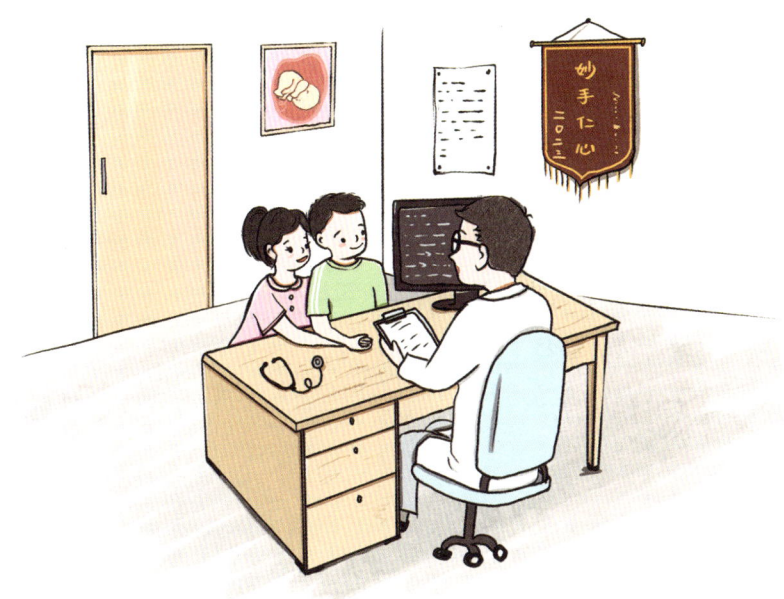

 9. 备孕期间的疫苗小知识

备孕女性建议孕前完成疫苗接种,接种减毒活疫苗后应避孕 4 周。通常认为,妊娠期间使用灭活疫苗和类毒素疫苗是安全的。若接种疫苗后发现已经怀孕,不推荐仅以此原因终止妊娠,应听取医生建议。

1)备孕期常见疫苗接种

(1)流感疫苗:流感疫苗属于灭活疫苗,备孕期和妊娠任何阶段均可接种。

（2）HPV 疫苗：孕期不建议接种 HPV 疫苗。如果备孕期开始接种 HPV 疫苗，后发现妊娠，建议将疫苗接种的完成推迟到产后。

（3）乙肝疫苗：备孕夫妇若无乙肝保护抗体，特别是丈夫为乙肝携带者或患者，女方为正常且没有免疫时，应接种乙肝疫苗。

（4）百日咳疫苗：从未接受过百日咳疫苗或百日咳疫苗接种情况不详的育龄女性，建议孕前给予单次疫苗接种。

（5）麻疹-腮腺炎-风疹疫苗和水痘疫苗：均属于减毒活疫苗，应在妊娠前至少 28 天或产后接种。如果风疹检查结果为阴性，建议在孕前 3 个月接种风疹疫苗。因水痘疫苗为 2 剂，建议备孕女性在尝试妊娠前 2 个月开始接种。

2）注意

建议在疫苗接种 1 个月免疫反应稳定时再考虑妊娠。疫苗接种时出现严重不良反应的育龄夫妇，建议推迟妊娠计划。

 10. 备孕需要补充钙吗？

需要。

建议从备孕期开始每日补充钙剂至少 600 毫克直至分娩，这样有利于胎宝宝获得充足钙，也能保障孕妈妈保持正常的血钙水平，对维持细胞功能、酶的释放与激活、蛋白质激素的合成及分泌、新陈代谢有重要作用。同时，可以降低孕妈妈妊娠期高血压疾病的发生率，有利于产后骨密度增加与骨骼恢复。

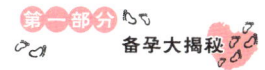

 11. 备孕需要补充铁吗?

需要。

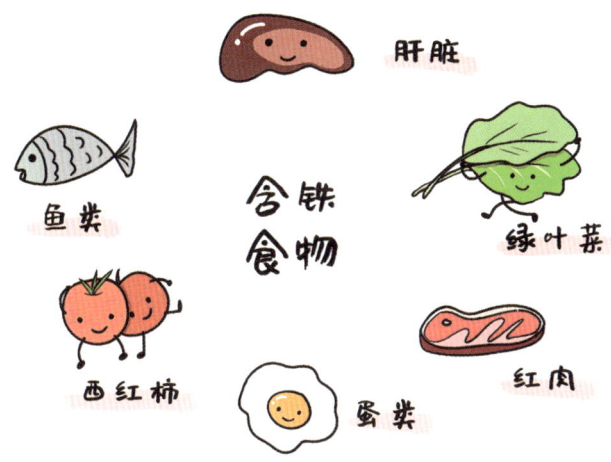

1) 缺铁原因

正常成年女性体内储存铁量 0.3～1.0 克,但因生育和月经失血,育龄妇女体内铁储备往往是不足的。

2) 缺铁后果

(1) 孕前和孕早期缺铁或贫血,可影响妊娠结果和母子双方的健康,导致流产、胎儿生长受限以及新生儿低出生体重,更易使孕妈妈发生妊娠期缺铁性贫血。

(2) 孕妈妈贫血导致胎宝宝肝脏储存的铁量不足,不仅影响婴儿早期血红蛋白合成、引起贫血,而且影响含铁酶(血红素)的合成,并影响脑内多巴胺 D_2 受体的产生,可对胎宝宝及新生儿智力和行为发育产生不可逆的影响。

3）补铁方式

（1）准备怀孕但贫血或铁缺乏的女性应积极治疗，待贫血或铁缺乏纠正后再怀孕。

（2）女性从计划怀孕开始，应尽可能多地摄取含铁丰富的动物性食物，为妊娠储备足够的铁。吃含铁丰富的食物。动物血、肝脏及红肉中铁含量及铁的吸收率均较高，一日三餐中应该有瘦畜肉50~100克，每周1次动物血或畜禽肝肾25~50克。

（3）在摄入富含铁的畜肉或肝脏的同时，增加含维生素C较多的蔬菜和水果的摄入，可促进膳食铁的吸收与利用率。

12. 备孕期如何补充叶酸？

（1）普通备孕：建议孕前3个月开始每日补充0.4毫克合成叶酸或含0.8毫克叶酸的复合维生素，直到妊娠12周。

（2）高危备孕：对于存在有生育神经管缺陷儿高危因素的女性（如服用抗惊厥药物、孕前糖尿病、有神经管缺陷生育史或家族史、BMI≥30千克/米^{2}等），建议孕前3个月开始每日补充4毫克叶酸，直到妊娠12周。

13. 哪些情绪会影响怀孕？

怀孕对于女性来说是重大的应激性生活事件，从备孕到分娩的全

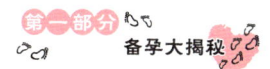

过程，机体会发生一系列心理和生理上的改变，加上女性在备孕、妊娠、生产后会面临家庭和社会角色的转变，这一系列的应激情况均会对女性的心理健康产生不良影响，使其产生一些情绪问题。

（1）压力过大：压力过大可能造成内分泌紊乱，从而影响排卵，导致月经紊乱，甚至闭经，这种情况下不易怀孕。

（2）过度疲劳：过度体力劳动、持久的脑力劳动、剧烈运动、连续夜班、长途旅行等过劳状况下不宜受孕，应选择双方精神饱满、心情舒畅时受孕。

（3）情绪压抑：如备孕者长期处于焦虑抑郁的精神状态下，建议暂时避孕，因为压抑的情绪会影响精子或卵子的质量，也会使受孕女性因情绪刺激而影响胎宝宝的生长发育。

（4）激烈争吵：激烈争吵或暴怒后，情绪不够稳定，会造成不孕或孕后胎宝宝健康不利。

14. 孕前心理调节，由内而外准备好！

备孕是年轻夫妇们的一件大事，良好的孕前心理状态是女性顺利受孕的重要基础。为防止不良情绪的产生，在受孕之前，要做好充分的心理准备。

（1）提前了解怀孕相关知识，如妊娠、分娩和胎宝宝在宫内生长发育的神奇过程，以及了解怀孕过程中可能会出现的某些生理现象，如早孕反应，中期的胎动，晚期的妊娠水肿、腰腿痛等问题，做好心理准备。

（2）保持乐观稳定的情绪状态：放松心态，及时调整和转移不良情绪。

（3）适当参加体育锻炼和户外活动：增加多巴胺的释放，放松身心。

（4）及时寻求帮助，进行心理咨询。

15. 女性的最佳生育年龄是多少？

25～29岁。

虽然人类的生育时间一般可持续30多年，但25～29岁这段时间是生育功能最旺盛的时期。

生育年龄过小，母体生理发育尚不成熟，产前保健不完善，胎盘营养不足导致妊娠风险增加；生育年龄过大，母亲的慢性合并症增多，血管硬化引起胎盘功能不良也会增加风险。故从妊娠期并发症和不良妊娠结局2个方面考虑，女性的最佳生育年龄是25～29岁。

16. 高龄孕妇怎样做好孕前准备？

国际妇产科联盟将分娩年龄≥35岁的妊娠定义为高龄妊娠，此时期的孕产妇称为高龄孕产妇（AMA）。

2021年我国全面开放了三孩政策，短时间内高龄孕妇大量增加。高龄孕妇相比于适龄孕妇的妊娠风险更高，更易发生不良妊娠结局，所以更要做好孕前准备。

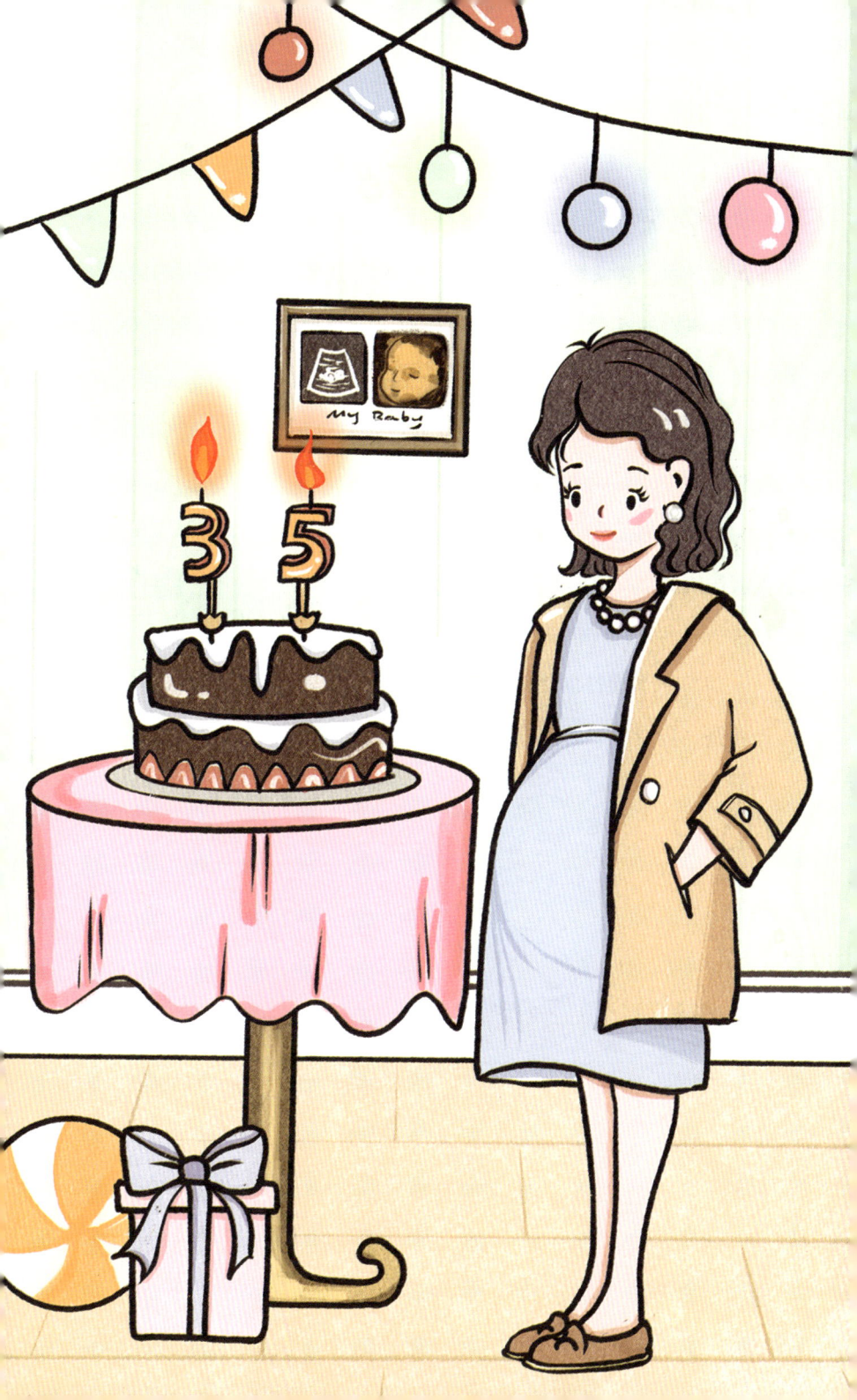

（1）孕前优生健康检查：高龄女性备孕前需要咨询医生，接受孕前指导及检查，包括常规体格检查、盆腔检查、生殖系统影像学检查，以及血、尿常规实验室检查，必要时进行基础性激素的测定。如有影响妊娠的疾病，医生会在妊娠需求的基础上进行处理或辅助生殖干预。

（2）孕前日常准备：合理营养，补充叶酸，改正不良生活习惯，调整生活方式，调整心态。

（3）孕前合并其他疾病女性：对于既往患有慢性高血压或糖尿病等疾病的高龄女性，计划妊娠前需去医院，由产科、心内科或内分泌科医生联合进行评估。

（4）患有慢性盆腔炎性疾病女性：需医生评估宫外孕的风险。一旦停经，应及时到医院进行再次评估检查，排除宫外孕可能。

17. 卵子小姐和精子先生相遇后的故事

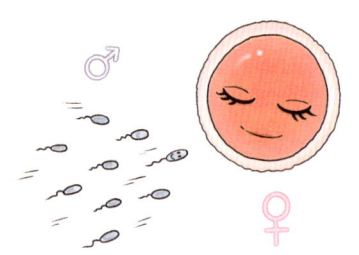

卵子小姐和精子先生历经重重艰辛，最终相遇、结合，形成受精卵。

受精卵借助输卵管蠕动和纤毛推动向宫腔方向移动，第4日进入子宫腔，第6~7日种植到松软的子宫壁中着床生长。就像种子发芽、成长一样，大约经历40周，受精卵最终会发育成长为一个可爱的宝宝来到这个世界。

第二部分
早孕应对

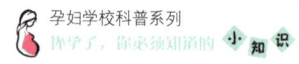

1. 恭喜您！确定怀孕啦

怀孕就是妊娠，是胚胎和胎儿在母体内发育成长的过程。成熟卵子受精是妊娠的开始，胎儿及其附属物自母体排出是妊娠的终止，全过程平均为 40 周。妊娠是非常复杂、变化巨大又极为协调的生理过程，妊娠期从末次月经的第 1 日开始计算，约为 280 日（40 周）。

临床上将妊娠分为 3 个时期：①早期妊娠：妊娠未达 14 周；②中期妊娠：第 14~27 周 +6；③晚期妊娠：第 28 周及其以后。

早期妊娠也称早孕，是胚胎形成、胎儿器官分化的重要时期。早期妊娠的关注要点：是否妊娠、怀孕次数、怀孕年龄，排除异位妊娠。

2. 早期妊娠指标须知

正常孕龄期女性有性生活史出现停经或月经异常，均应考虑妊娠的可能。

（1）主要指标：血、尿人绒毛膜促性腺激素升高。

（2）金标准：超声发现子宫内有孕囊或胚芽可以确诊宫内妊娠，见原始心管搏动提示胚胎存活。

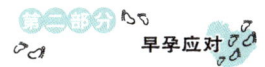

需注意:若临床医生高度怀疑妊娠,血或尿 hCG 阳性而超声检查未发现孕囊或胚芽,不能完全排除妊娠。可能是超声检查时间太早或异位妊娠,需要定期复查。

3. 孕早期胎宝宝和孕妈妈的变化

月份	胎宝宝	孕妈妈
孕1月	卵子和精子结合形成受精卵,受精卵着床,小胚胎慢慢长大,胎宝宝大脑开始发育	身体外观无变化。 身体内部悄改变:受精卵着床以后,机体分泌人绒毛膜促性腺激素,促进雌激素、孕激素的生成,为胎宝宝的生长发育做好充分的准备,阻止月经的再次来潮
孕2月	小胚胎快速发育,并且已经有"人样"了。胎宝宝的五脏六腑以及脑部器官开始分化,手和五官也开始形成	妊娠反应:"好朋友"还没有来,大部分的孕妈妈出现妊娠反应。 身体反应:出现尿频、便秘、腹泻、下腹发胀以及白带增多、乳房增大、乳房胀痛、乳头变得异常敏感等状况
孕3月	胎宝宝头约占身长的一半,通过 B 超能看到手脚的活动,膝盖、手指和脚趾、脚后跟清晰可见。肾脏、输尿管已经形成,可以排泄了	妊娠反应:第9周,妊娠反应达到最严重的阶段,第10~11周会逐渐减轻,12周后基本消失。 身体反应:尿频更严重,乳房持续增大,乳晕、乳头上开始有色素沉着,呈现深褐色

4. 解密早孕反应

女性怀孕后，由于体内 HCG 值升高，孕妈妈会出现一系列的早孕反应，但因人而异：有些孕妈妈能感觉到，有些孕妈妈感觉不到。

1）找原因

可能与体内 HCG 增多、胃酸分泌物减少及胃排空延长有关。除此之外，有研究发现：幽门螺杆菌感染、遗传因素、社会心理因素（孕妇焦虑、紧张、抑郁、妊娠年龄、家人的支持状况、对妊娠结局的担心）都对早孕反应的轻重有影响。

2）用对策

下面一些小建议，可以帮助孕妈妈应对早孕反应，舒适地度过前 3 个月。

（1）建议怀孕前 1 个月开始补充维生素。

（2）生姜对减轻早孕恶心症状有一定作用。

（3）按摩内关穴对早孕恶心、呕吐有一定效果。

（4）加强睡眠，充足的睡眠能缓解胃肠反应。

（5）避免可能让您感到恶心不适的食物或环境。

（6）少吃多餐，避免胃饱满。

（7）避免食用辛辣和油腻的食物。

（8）晨起时吃清淡、干燥的食物或高蛋白的小吃及咸饼干。

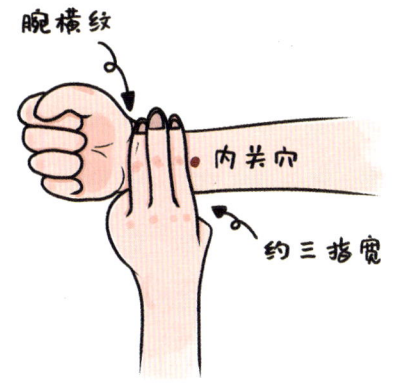

5. 孕早期为什么总是尿意频频？

怀孕前 3 个月，由于子宫不断地长大，邻近的膀胱经常能感觉到它的存在；在子宫不断增大高出骨盆压迫膀胱时，就会产生频繁的尿意；当子宫增大到超出盆腔后，尿频的症状自然消失。

6. 如何应对阴道出血？

1）找原因

早孕出血是早期妊娠中常见的病症之一，其诱因可能是环境因素或外力原因，也可能是遗传基因缺陷、全身性疾病、生殖器官发育异常、生殖道炎症、免疫因素等，如果不及时实施治疗，很可能导致先兆流产或流产，严重的可危及胎儿及孕妇安全，因此应立即就医。

2）什么是先兆流产

先兆流产是指妊娠 28 周前出现的少量阴道流血，常为暗红色或血性白带,无妊娠排出,随后出现阵发性下腹痛或腰背痛。

(1)轻微先兆性流产:医生诊断发现,早孕出血症状为轻微先兆性流产,偶然出现少许阴道出血,可动态测定血 HCG、孕酮值及 B 超。若检查结果正常,医生通常会建议孕妈妈通过自身调理来恢复,比如建议其尽量减少活动,多休息,禁止性生活,同时辅以适当的心理调节舒缓紧张的精神状态;出血停止后,不能立即恢复以前的生活方式或参加工作,应该再持续休息 2 周以巩固身体状况,从而确保胎儿的安全。

(2)先兆性流产:出现先兆性流产症状,在排除遗传基因缺陷、全身性疾病、创伤等因素外,结合辅助检查,经过及时的保胎药物治疗,大多数孕妇能继续怀孕。除此之外,需要尽量避免跑步等剧烈运动,登高拿东西、提重物等危险动作也不能做。

7. 出现轻微腹痛别担心

孕早期腹痛是孕妈妈遇到的常见症状之一,应谨慎对待,不可大意。在孕早期,有些腹痛是生理性的,是怀孕引起的正常反应;有些却是病理性的,可能预示着流产风险,需妥善处理。因此,孕妈妈要学会分辨生理性腹痛与病理性腹痛。

1)生理性腹痛——子宫增大

生理性腹痛最常见的是由于正常妊娠子宫增大,同时伴随着子宫圆韧带被牵拉所致。一般发生在远距离行走或体位变动时,卧床休息后多可缓解。部分孕妈妈也可因子宫增大刺激肋骨下缘引起肋骨钝痛,

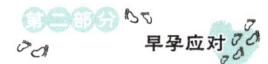

适当的体位变化有利于缓解疼痛,无须特殊治疗。

2)病理性腹痛

(1)先兆流产。孕早期如果出现阵发性小腹痛或有规律的腹痛、腰痛等,同时伴有阴道少量出血或者腹部明显下坠感,可能预示着先兆流产,建议孕妈妈及时就诊。平时多卧床休息,提高睡眠质量,多摄入营养,保持良好的情绪,建立良好的生活习惯。

(2)宫外孕、子宫附件疾病等。请注意,宫外孕多以输卵管妊娠为主。孕妈妈如果突感下腹部隐痛、坠胀,伴有阴道少量出血,或突感患侧下腹部撕裂样剧痛,疼痛为阵发性、持续性,可有肛门坠胀感,甚至突然晕倒,伴明显乏力、心慌、头晕、恶心、呕吐、四肢冰冷、面色苍白等休克症状,务必立即就医。

8. 产前检查大揭秘——产检时间和主要内容

首次产检应从确诊早孕开始。

(1)产前检查的目的:确定孕龄、孕妈妈和胎宝宝的健康情况,发现高危孕妇,及早干预并制定孕期保健计划,获得良好的母婴妊娠结局。

(2)产前检查的时间:妊娠 6~13 周+6、14~19 周+6、20~24 周、25~28 周、29~32 周、33~36 周、37~41 周,共 7 次。凡属高危妊娠者,应酌情增加产前检查次数。

(3)产检的主要内容:询问详细的病史,全面的体格检查、产前检查,必要的辅助检查和健康指导。

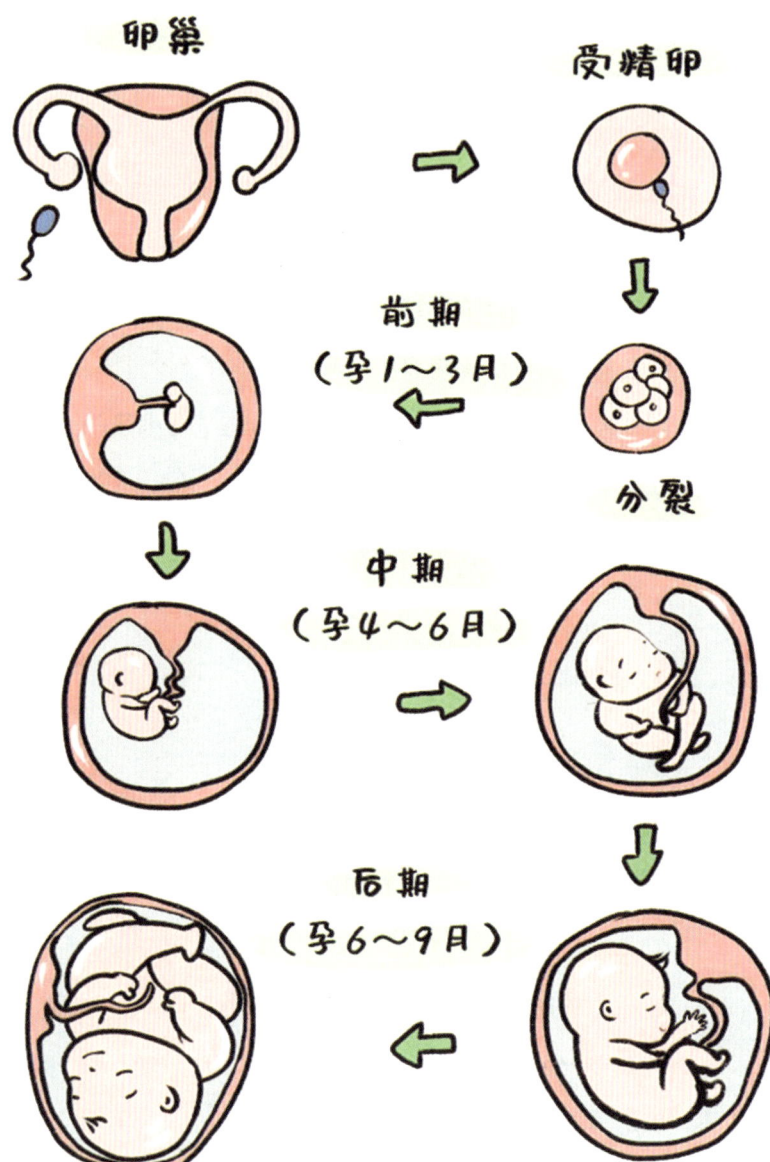

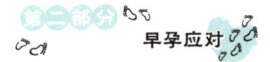

产前检查一览表

检查次数	常规保健内容	必查项目	备查项目
第1次产检（6~13周+6）	建立孕期保健手册，确定孕周，推算预产期，评估高危因素，血压、体重与体重指数，妇科检查，胎心率（妊娠12周左右）	血常规、尿常规、血型、空腹血糖、肝肾功、乙肝梅毒HIV筛查、地中海贫血筛查、早孕超声检查	抗D滴度复查（Rh阴性者）、75克OGTT（高危妇女）、甲状腺功能筛查、宫颈分泌物检测淋球菌和沙眼衣原体、细菌性阴道病的检测、早孕期非整倍体母体血清学筛查（10~13周+6）、妊娠11~13周+6超声检查、测量胎儿颈项透明层厚度、妊娠10~13周+6绒毛活检、心电图
第2次产检（14~19周+6）	血压、体重、宫高、胎心率	无	无创产前检测（12~22周+6）、中孕期非整倍体母体血清学筛查（15~20周）、羊膜腔穿刺检查胎儿染色体（16~22周）
第3次产检（20~24周）	血压、体重、宫高、胎心率	胎儿系统超声筛查（20~24周）、血常规、尿常规	阴道超声测量宫颈长度（早产风险者）
第4次产检（25~28周）	血压、体重、宫高、胎心率	75克OGTT、血常规、尿常规	抗D滴度复查（Rh阴性者）、宫颈阴道分泌物胎儿纤维连接蛋白检测
第5次产检（29~32周）	血压、体重、宫高、胎心率、胎位	产科超声检查、血常规、尿常规	无
第6次产检（33~36周）	血压、体重、宫高、胎心率、胎位	尿常规	B族链球菌筛查（35~37周）、肝功、血清胆汁酸检测、无应急试验（NST）检查（34孕周以后）
第7次产检（37~41周）	血压、体重、宫高、胎心率、胎位	产科超声检查、NST检查（每周1次）	宫颈检查

9. 揭秘孕早期 B 超检查

1）谈谈首次 B 超

孕妈妈怀孕后最想了解的可能是：宫内还是宫外，有心管搏动了吗，等等。这时 B 超就发挥了非常重要的作用。停经后 5~7 周时需要做第 1 次 B 超检查，此检查可确定是否怀孕，胚胎着床是否成功，是不是宫外孕等。

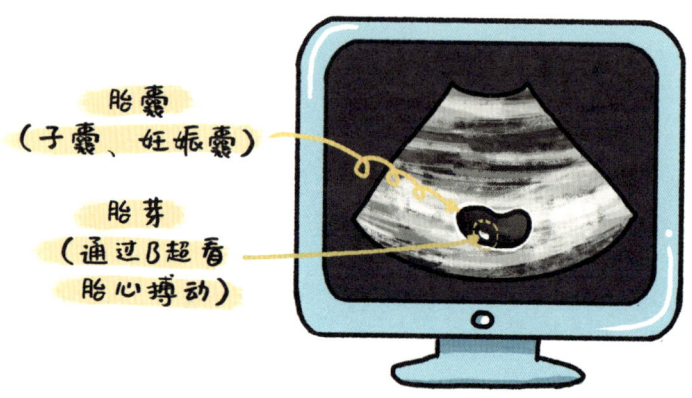

2）关于 NT 检查

NT 检查又称"颈后透明带扫描"，是通过 B 超测量胎儿颈项部皮下无回声透明层最厚的部位，评估胎儿是否可能患有唐氏综合征。

孕早期进行 NT 超声检查能够及时发现胎儿颈项透明层是否增厚，从而提示染色体及中枢神经系统有无异常等胎儿畸形情况，提高孕早期胎儿畸形的发现率。

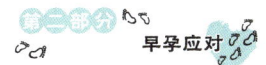

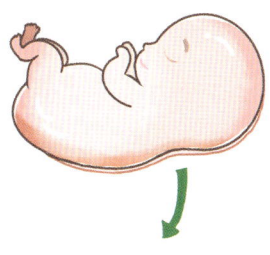
低于3毫米
正常

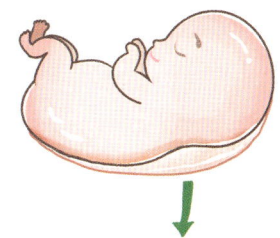
高于3毫米
唐氏综合征
风险较高

10. B超真的会伤害胎宝宝吗?

在整个孕期检查中,医生会为孕妈妈安排几次B超检查。可是很多孕妈妈对于这个仪器心有疑虑:B超真的有必要做吗?它发出的超声波透过皮肤探测身体会不会对胎宝宝发育产生影响?

B超的检测原理:从理论上来说,高强度的超声波可以通过高温和对组织的强化作用给组织带来伤害,但是事实上,医学使用的B超属于低强度声波,是不会给胎宝宝带来危害的。当前已有的研究表明,B超检查并不会产生致畸因素,目前各医院所用的B超检查对胎儿来说是相对安全的。

11. 大宝是剖宫产,怀二宝需要注意什么?

瘢痕子宫指因剖宫产手术或肌壁间肌瘤剥除术而于子宫肌层形成

瘢痕的子宫类型。近年来，在剖宫产率不断升高及计划生育政策逐步开放的背景下，瘢痕子宫的比例日趋升高，瘢痕子宫再次妊娠的比例亦随之增加。孕妈妈瘢痕子宫再妊娠相关并发症多为危急重症，严重威胁母儿健康。那么，这类孕妈妈需要注意什么呢？

（1）孕前评估：做好孕前评估和备孕指导。

（2）再怀时间：剖宫产术后瘢痕子宫的女性，在术后 24 个月后再妊娠为宜。

（3）早期筛查：孕早期筛查以超声为主要手段，监测妊娠囊的位置，重点筛查剖宫产术后瘢痕子宫妊娠。如果着床在瘢痕上，即为"瘢痕处妊娠"，发生子宫破裂及大出血的风险较高，建议终止妊娠；如着床部位未在瘢痕处，可继续妊娠，但孕期存在子宫破裂的风险，建议定期加强围产保健。

（4）多科评估：合并基础疾病或具有不良孕产史且错过了孕前评估的孕妈妈，建议多学科会诊评估，制定个体化的孕期保健措施。

12. 孕早期这些行为可能会引起流产！

孕早期非常容易流产，孕妈妈在日常生活中要格外小心，警惕可能引起流产的各种因素。排除夫妇双方染色体异常等先天因素，多数后天因素导致的流产是可以避免的。那么，如何避免意外流产的发生呢？

（1）合理劳动：妊娠初期在整理家务时，以不感到疲劳为宜；不要长时间站着做事情；避免过于激烈的运动，同时还应避免会对腹部产生强烈冲击的动作。

（2）拒绝重物：不要提重物，逛商场或超市时最好让其他人拎物品。

（3）穿着舒适：外出时，应穿舒适、便利的服装，穿平跟鞋，以免滑倒。

（4）避免惊吓：避开有可能受到惊吓和打击的事情，如蹦迪等刺激性的活动。

（5）不建议同房：孕早期胎盘和子宫壁的连接还不太紧密，如果同房不当，可能会引起子宫收缩造成流产。

13. 孕期情绪不稳定是怎么回事？

很多孕妈妈在怀孕期间会出现情绪不稳定。孕期持续的不良情绪，可通过下丘脑-垂体-肾上腺轴（HPA）和交感神经系统影响肾上腺激素分泌，而长期肾上腺激素分泌紊乱不但会妨碍孕妈妈对营养物质的吸收，还会影响胎盘的正常血供，使胎宝宝正常生长发育过程受阻，从而影响母婴身体健康。

导致孕期情绪不稳定的原因包括以下2个方面。

（1）生理因素：当孕妈妈有不孕症病史、不良孕产史、睡眠差、既往严重分娩疼痛、妊娠并发症、胎儿畸形、胎儿疾病等情况时，容易出现孕期情绪不稳定。

（2）心理社会因素：当孕妈妈既往有抑郁、焦虑或其他精神病史以及家族史，儿童期被虐待或缺乏父母照顾史，性格内向自卑、敏感多疑、多思多虑、焦虑冲动、情绪不稳,或缺乏情感或行为上的支持,缺乏同伴或与同伴关系不良,家庭存在家庭暴力(过去或当前),存在重大压力,经历了负性生活事件(离婚、亲人去世、经济困难、失业等)时,容易出现孕期情绪不稳定。吸毒和酗酒等也是孕期情绪不稳定的高危因素。

14. 给孕妈妈的心理调节小妙招

孕产期是女性生命中发生重大变化的时期,孕妈妈心理健康与身体健康同样重要。孕妈妈良好的心理健康状况有助于促进胎宝宝的身心健康,并有助于促进孕妈妈自身的身体状况和自然分娩。

那么,孕妈妈该如何进行心理调节?以下建议可参考:

(1)参加孕产妇心理健康的宣教活动。建议孕妈妈参加孕妇学校的心理保健课程,学习心理健康知识和自我保健技能。

(2)养成良好的生活方式。良好的生活方式有助于促进孕妈妈情绪健康,包括均衡的营养、适度的体育锻炼、充足的睡眠等。

(3)充分的家庭支持。充分的家庭支持不仅对孕妈妈的情绪健康很重要,更有利于家庭和谐和儿童的健康成长。家庭应共同探讨如何应对孕妈妈孕期及产后常见的问题,做好迎接新生命的心理准备。

15. 孕早期建议准爸爸这样做

怀孕是一个潜在的重大压力事件,准爸爸也会承受来自经济、社

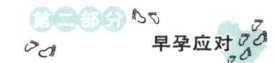

会、身份转换等各方面带来的一系列压力。从众多的社会调查来看，准爸爸最普遍的压力便是对妻子健康状态的担忧以及对未来育儿的焦虑。那么，准爸爸该如何进行心理调节？以下建议可参考：

（1）做好心理建设。备孕时，准爸爸就要做好成为父亲的准备，积极思考新身份需承担的责任。这能一定程度上提高准爸爸的自信心，使其更热情地投入对孕妈妈的照料当中。

（2）情感隔离。孕妈妈在孕期因为各种原因导致情绪波动较大，面对孕妈妈的情绪压力，准爸爸们可以适度地采取情感隔离，避免和孕妈妈正面对抗，任由孕妈妈将负面情绪宣泄出来，等到她冷静下来后再采取安抚措施。值得注意的是，情感隔离并不是一味地逃避。

（3）解决问题。在孕妈妈遇到困难时及时给予帮助，分担孕妈妈感知到的压力和焦虑，与孕妈妈共同面对孕期的压力。准爸爸在缓解怀孕期间妻子情绪的同时，也能降低自己的压力水平。

（4）求助父母。家庭支持能够提供效果良好的保护，缓冲孕期压力对新手父母产生的负面影响。刚刚怀孕的新手父母，明显缺乏相应的孕期经历，可能会在处理孕期一些突发事情上感到不同程度的辛苦和吃力，因此寻求父母的支持和帮助是非常有效的策略。父母既能够传授孕期照料经验，也有相对空闲的时间帮忙照料孕妈妈。

 16. 一个公式学会计算体重指数

体重指数是国际上常用的衡量人体胖瘦程度以及是否健康的标准。
体重指数（BMI 值）= 体重（千克）÷ [身高（米）]^2。

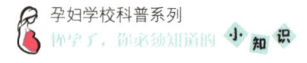

$$\text{体质指数 (BMI)} = \frac{\text{体重 (kg)}}{\text{身高}^2 \text{ (m)}}$$

17. 一张表知道孕期体重增长多少比较合适

孕妈妈孕期合理地控制体重对母儿后期有深远的影响：体重增加过多，会增加发生妊娠期糖尿病、巨大儿和产伤等的风险；体重增加不足，与胎儿生长受限、早产儿等不良妊娠结局有关。

孕妈妈孕期体重增长范围可以下表作为参考：

分类	体重指数（BMI）/（千克/米²）	推荐的孕期体重总增长范围/千克
体重不足	<18.5	12.5~18
体重正常	18.5~24.9	11.5~16
超重	25~29.9	7~11.5
肥胖	≥30	5~9

双胎孕妈妈孕期总增重推荐值：孕期体重正常者为 16.7~24.3 千

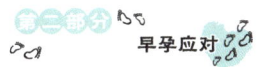

克，孕前超重者为 13.9～22.5 千克，孕前肥胖者为 11.3～18.9 千克。

 18. 孕期营养小秘密——叶酸篇

叶酸是一种水溶性维生素，是人体细胞生长和分裂必需的物质，也是胎儿脑部细胞和脊椎发育不可缺少的营养素，补充叶酸可降低新生儿先天畸形发生率，对妊娠期并发症亦有明显的预防作用。如果叶酸含量不足，会出现妊娠期高血压、巨幼红细胞性贫血、胎盘早剥等情况。

那么，孕妈妈该怎样补充叶酸呢？

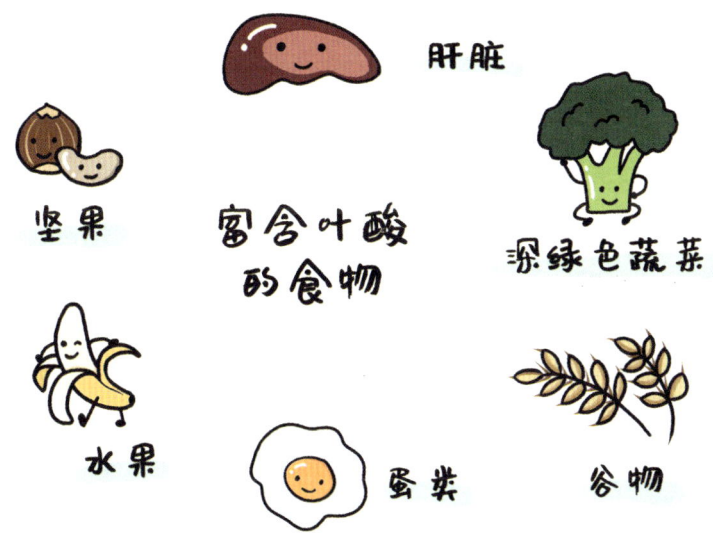

（1）食补。富含叶酸的食物有动物肝脏、蛋类、豆类、酵母、绿叶蔬菜、水果及坚果类。每天保证蔬菜总摄入量 400 克，其中新鲜绿叶蔬菜超过 1/2，可提供约 200 微克膳食叶酸的量。但天然食物中的叶酸在烹调加工或遇热时易分解，生物利用率较低。

（2）药补。除了常吃富含叶酸的食物外，还应补充叶酸制剂400微克/日，以满足孕妈妈需要。

19. 探秘胎教之道

（1）了解胎教：胎教是指在妊娠期间为有利于母子身心健康发展而对母亲的精神、饮食、生活起居等方面所采取的一系列有效措施。胎教是优生学的一个重要环节，主要指孕妈妈自我调控身心健康，为胎宝宝提供良好的生存环境；同时也指给生长到一定时期的胎宝宝以合适的刺激，通过这些刺激，促进胎宝宝的生长。

（2）进行胎教：胎教是一个循序渐进的过程，胎宝宝大脑细胞分裂增殖有2个高峰期，第1个高峰期是怀孕的第2~3个月，第2个高峰期是怀孕的第7~8个月。总的来说，这2个时期是对宝宝进行胎教的黄金时期。

20. 孕早期适合的运动

运动作为健康生活方式的重要组成部分，随着社会的发展和生活水平的提高，越来越受到重视。

（1）适应人群：所有无妊娠期运动禁忌证的孕妈妈，建议在医生指导下进行规律的运动。

（2）适应形式：孕早期应避免引起母体体温过高的运动，如高温

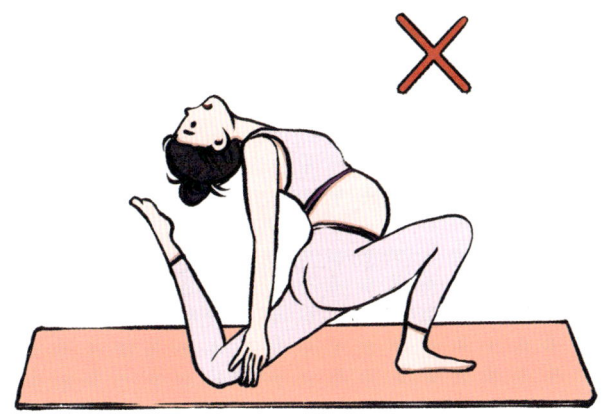

瑜伽或普拉提。建议孕妈妈每周进行至少 3~5 天的盆底肌肉训练，如凯格尔运动，以减少尿失禁的风险。美国妇产科医师学会建议，无运动禁忌证的孕妇每天或 1 周至少 4 天进行 20~30 分钟的中等强度运动，包括步行、做孕妇操等。同时，妊娠期应避免有身体接触、快速移动等增加摔倒风险的运动，如拳击。

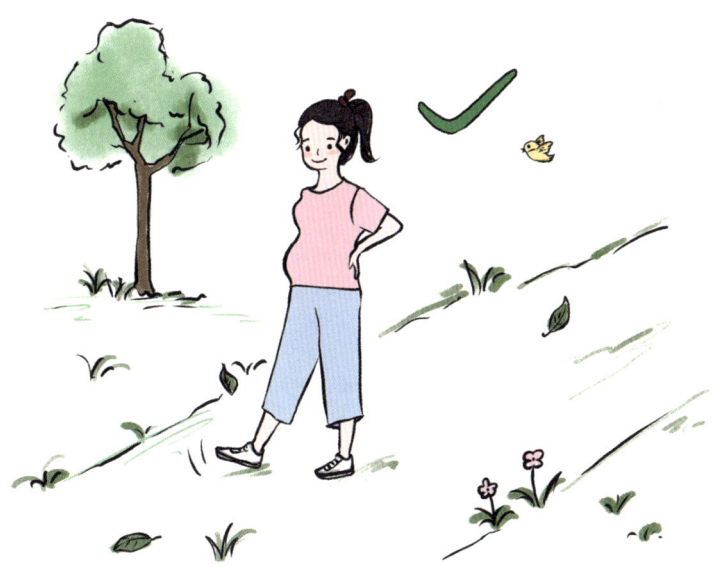

（3）注意事项：孕妈妈在运动前，需要专业人员（如妇产科医生）对其身体状况进行充分评估并给予相应的妊娠期运动建议。有妊娠期运动禁忌证的孕妈妈除日常活动外，不建议进行规律运动。如果孕妈妈在平躺运动时感到头晕、恶心或不适，应调整运动体位，避免采用仰卧位。运动期间，孕妈妈应该保持充足的水分供给，穿宽松的衣服，并避免在高温和高湿环境中进行。此外，任何运动均应包含热身和舒缓放松环节，当孕妈妈在运动过程中出现任何不适，都应立即停止活动并就医。

第三部分
快乐孕育

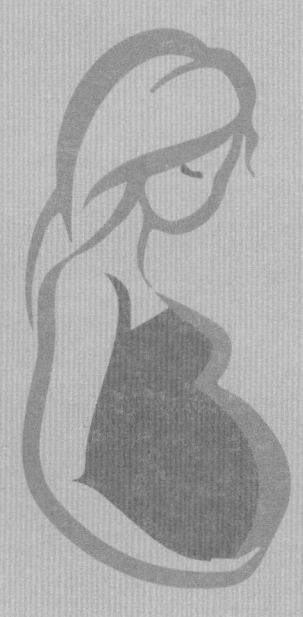

1. 进入孕中期了

妊娠中期是指怀孕的第 2 个阶段。受精至分娩的全过程中，第 14～27 周末的这段时期，俗称孕中期。

2. 怀孕第 4～5 个月胎宝宝和孕妈妈的变化

孕期	胎宝宝各器官变化	孕妈妈各器官变化
孕 4 月	体重 70～140 克，身长 10～13 厘米，大小如脐橙；全身布满胎毛，开始长眉毛和头发，胳膊和腿已经长成，通过 B 超可以分辨出宝宝的性别；听到外界声音，胎宝宝能做出动手动脚等反应，并且开始呼气和吸气练习	皮肤变得更加有光泽，头发更光滑丰盈，脱发减少，指甲变得健康强韧；脸颊、前额、上唇、颈部会暂时性出现暗沉——黄褐斑，腹部出现竖直的黑线——妊娠线，偶有鼻塞、流鼻血、头痛、便秘或消化不良等症状
孕 5 月	体重 190～360 克，身长 14.2～26.7 厘米，大小如番薯；皮肤表面覆盖白色"胎脂"，皮下脂肪及乳牙牙蕾形成，性器官清晰可见，腿比手臂长，骨骼已变成硬化骨；视觉、听觉、味觉、嗅觉器官开始发育；胎动逐渐强烈，可以感觉到宝宝弯曲胳膊和腿的动作	容光焕发，臀部丰满，乳房扩张并下垂，子宫底到达肚脐的位置；可能出现髋部和后背疼痛、胃灼热、消化不良、便秘、阴道分泌物增多、精力和（或）性欲增强、小腿抽筋等症状，体重每周大概增长 0.5～1 千克（宝宝体重、血容量、乳房、羊水、脂肪等）；有了"胎动初觉"，好像宝宝轻拍了一下似的

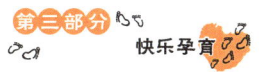

 ## 3. 怀孕第 6~7 个月胎宝宝和孕妈妈的变化

孕期	胎宝宝各器官变化	孕妈妈各器官变化
孕6月	体重430~660克，身长27.8~34.6厘米，大小如哈密瓜；胎宝宝嘴唇和眉毛的特点更清楚，鼻孔张开，恒牙蕾发育，面部发育完全，皮肤变成粉红色；肺开始产生表面活性物质，宝宝活动更加精细，动作从漂移发展到踢腿和（或）吸吮拇指甚至转头等；大脑开始有原始记忆，觉醒-睡眠周期形成	足/踝肿胀，小腿抽筋/背痛，皮肤干/痒，腹部黑线/妊娠纹；性欲增加，阴道分泌物增多；可能出现牙龈肿胀/出血、胃灼热、消化不良、子宫无痛性收缩、溢乳等症状
孕7月	体重760~1000克，身长35.6~37.6厘米，大小如花菜；皮肤更加圆润，全身皱纹减少，眼睛完全形成，偶有睁眼反应，皮下脂肪和毛发变多；肺部已完全发育，嗅觉开始工作，能闻到羊水的气味，听觉对外界反应越来越大；大脑形成相对固定和规律的睡眠周期。此阶段胎宝宝有 90% 的母体外生存概率	皮肤色素沉着，头发增多，指甲变厚、变脆或生长过快；部分孕妈妈有初乳分泌，可能出现健忘、睡眠不佳、乳房肿胀、头痛、血压上升、子宫无痛性收缩、小腿抽筋、背痛、漏尿等症状

 ## 4. 孕中期乳房出现这些变化是正常现象

孕妈妈的乳房像棵大树，孕中期卵巢和胎盘分泌的雌激素刺激大树树枝（乳腺腺管）发育，孕激素刺激大树树叶（乳腺腺泡）发育。

39

因此，孕妈妈的乳房会出现以下改变：乳房明显发胀，乳腺增大出现结节，乳头增大、变黑、易勃起，乳晕颜色加深出现"蒙氏结节"，甚至有个别孕妈妈有少量初乳产生，但通常不会大量溢乳。这些都属于正常生理现象，孕妈妈不必过于忧虑。

5. 孕中期肚子紧绷该怎么处理？

偶尔出现、没有规律且没有肚子痛和阴道流血等情况者是假阵缩，属于正常现象，不用做处理。

肚子发紧伴随疼痛加重，或阴道流血、流液者是痛性阵缩，需警惕流产前兆，请及时就医。

应对措施：

（1）健康的生活方式：避免熬夜，剧烈运动，长时间打游戏、打麻将等，否则容易导致宫内缺氧，诱发宫缩。

（2）提高子宫血流量：左侧卧位，穿宽松孕妇服，改善胎盘功能，避免宫缩。

（3）偶尔发紧：停止运动，平躺休息，深呼吸放松腹部。

（4）频繁发紧：切忌抚摸肚子，平躺休息，及时前往医院就诊并保胎。

6. 孕期如何缓解肚子胀气？

孕妈妈在怀孕过程中，有可能出现肚子胀气、不想吃东西的情况，

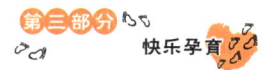

这时不要过于担忧,可以对照以下找找原因,对症下药。

1)*生理现象*

孕期孕激素水平持续增高,胃肠蠕动缓慢,胃排空时间延长,胃内食物发酵、分解导致胀气。对策:

(1)饮食调理。多吃蔬菜、水果,饮食清淡少油,细嚼慢咽,必要时遵医嘱补充益生菌,促进胃肠蠕动,加速胃排空,缓解胀气。

(2)适量运动。散步、做瑜伽等可以使孕妈妈心情愉悦,促进胃肠蠕动,缓解胀气。

2)*病理现象*

(1)肚子胀气同时伴有腹痛、阴道出血等,应警惕流产可能,及时就医。

(2)肚子胀气明显、胃痛、腹泻,应警惕食物中毒或消化系统相关疾病,及时就医。

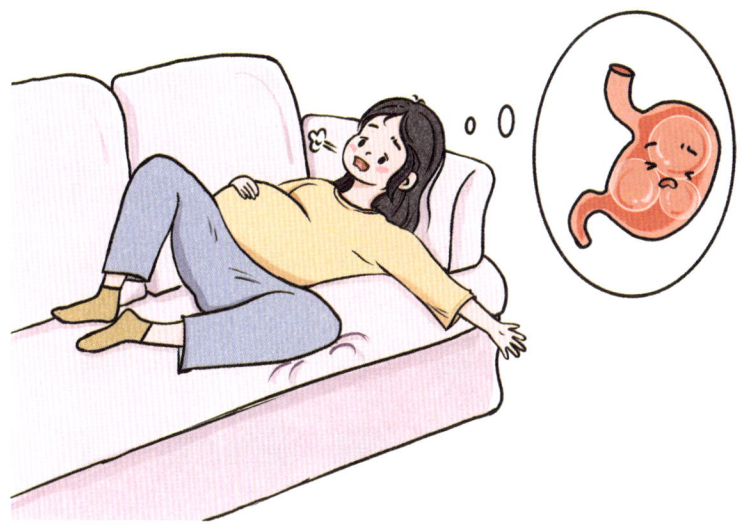

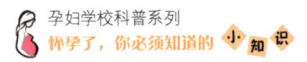

7. 孕期静脉曲张不容忽视

下肢静脉曲张是指小腿、脚背及外阴部出现蓝色或紫色弯曲的"蚯蚓状"的凸起。

孕妈妈属于静脉曲张的高发人群，一旦发生，会导致腿部出现肿胀、抽筋等不适，严重者会形成血栓，危及生命。由于孕妈妈的身体健康直接关系着胎宝宝的健康，所以孕妈妈要在生活中做好下肢静脉曲张的预防和护理工作。

预防和护理下肢静脉曲张的方法：

（1）避免久坐、久站、久卧，适当走动。

（2）肥胖，患有癌症、血液病，受伤卧床等高危群体或长时间站立工作者，建议白天穿着渐进式医疗型弹力袜。孕妈妈可以对照以下标准选择合适的弹力袜：①高危人群预防静脉曲张者，建议选用一级压力弹力袜。②已经有静脉曲张者，建议选择二级压力弹力袜；仅小腿有静脉曲张者，穿短筒膝盖水平弹力袜即可；若大腿上也有静脉曲张者，建议穿长筒至大腿根部的弹力袜。③已知有深静脉瓣膜功能不全、淋巴水肿、血管畸形等，遵医嘱选用三级压力弹力袜。

（3）做好体重管理，避免过度肥胖。

（4）尽量减少负重，休息时适当抬高双腿，帮助血液回流至心脏。

（5）沐浴时避免水温过热或过冷。

（6）有慢性咳嗽或哮喘的孕妈妈，注意避免接触诱发疾病的因

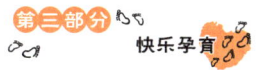

素，减轻静脉压。

 8. 解决便秘难题

孕妈妈便秘的发生率为 16.18%～40.00%。一旦便秘不要慌，以下招数记心上！

1）找原因

（1）孕激素增加→肠蠕动减缓→食物停留过久→便秘。

（2）运动量减少→肠蠕动减缓→便秘。

（3）子宫压迫→肠蠕动频率减弱、腹肌力量下降→便秘。

（4）饮食因素→过于精细、多蛋白、少纤维膳食→便秘。

（5）直肠疾患未治愈→怀孕→痔疮、肛裂加重→便秘。

（6）其他→精神压力大、睡眠质量差、体质弱→便秘。

2）用对策

（1）增加膳食纤维含量丰富的食物：粗细粮搭配，多食水果蔬菜，少吃刺激辛辣食品，少喝碳酸饮料。

（2）多补充水分：定时喝水，平均分配 1500～2000 毫升/日。晨起空腹喝一杯白开水。

（3）养成定时排便的好习惯：早餐过后排便，排便时不玩手机。有便意就排，切忌忍。

（4）适量运动：无运动禁忌情况下，可做瑜伽、游泳、散步等，增加肠蠕动。

（5）保持充足睡眠：倾听音乐，愉悦心情，缓解压力，减轻便秘。

（6）摄入含益生菌的食物：如酸奶、奶类制品等。

9. 怀孕后为什么总是感觉疲劳乏力？

怀孕中经常没精神、四肢无力，是常见的"孕期疲劳"。

1）原因

怀孕后孕酮分泌增多，它在保护胎宝宝不受宫缩干扰的同时，类似于麻醉剂的功效，会使人感觉疲乏无力。

2）对策

（1）排除其他病理因素：应特别重视"孕期疲劳"感，警惕贫血、维生素B缺乏、抑郁、甲状腺功能减退症等消耗性疾病。

（2）饮食调节：食品多样化，营养均衡，少食多餐，尊重口味进食。

（3）提高睡眠质量：选择舒服的睡姿，调节室内体感舒适的温湿度，睡前泡脚15~30分钟，坚持适度锻炼，享受按摩放松等。

10. 胎宝宝与妈妈的互动——胎动

胎动即胎宝宝在子宫内的活动，根据幅度大小可分为转动、翻动、滚动、跳动及高频率运动，妈妈的主观感觉像胃肠蠕动、脉搏跳动、鱼吐泡泡、蝴蝶扇动翅膀、一阵抽搐等。正常胎动是胎宝宝在子宫内情况良好的表现，当胎宝宝健康受到威胁时，会通过异常胎动向妈妈

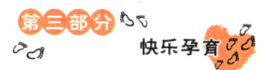

发出求救信号。孕 12 周后即可经 B 超清晰地观察到胎动,包括肢体运动、呃逆动作、眼球运动、吸吮动作等。孕 18～20 周后孕妈妈可从腹部感觉到胎动,包括肢体运动、呃逆动作、吸吮动作等。

11. 首次胎心音是最甜蜜的礼物

怀孕 18～20 周时经腹壁可以听到快速而有节律的"滴答"声或"马蹄"声,这便是宝宝的胎心音。宝宝胎心音的正常频率是 110～160 次/分,比成年人的心跳快很多。

(1)胎心过速:胎心音 >160 次/分,持续 10 分钟,便是胎心过速。

(2)胎心过缓:胎心音 <110 次/分,持续 10 分钟,便是胎心过缓。

注意:当出现胎心过速或者胎心过缓的情况时,请及时就医,切勿麻痹大意!

12. 孕中期多久进行一次产检?

我国《孕前和孕期保健指南》推荐,产前检查共计 11 次,孕 14～27 周 +6 期间每 4 周进行 1 次产检,有高危因素者酌情增加次数。

13. 唐氏筛查那些事

唐氏综合征是最常见的染色体数目异常导致的出生缺陷,孕 11～13 周或 15～20 周可以通过唐氏筛查排查唐氏综合征。

所有预产期时年龄 <35 岁的孕妈妈都应该进行唐氏筛查。

预产期年龄≥35 岁的高龄孕妈妈、既往有唐氏儿生育史的孕妈妈、夫妻之一染色体异常的孕妈妈、有遗传病家族史的孕妈妈等，均属于唐氏综合征高风险人群，不建议进行唐氏筛查。

唐氏筛查前注意事项：

（1）建议空腹。

（2）准确测定唐氏筛查当日体重。

（3）如实告知医生病史，如吸烟史、糖尿病史、不良孕产史等。

注意：筛查结果为高风险，说明患病概率比较高，但并不代表胎儿一定有问题；筛查结果为低风险，也不能保证胎儿肯定不会患唐氏综合征。需要遵医嘱对唐氏筛查高风险的孕妈妈进一步做确诊检查。

14. 大排畸检查是查什么？

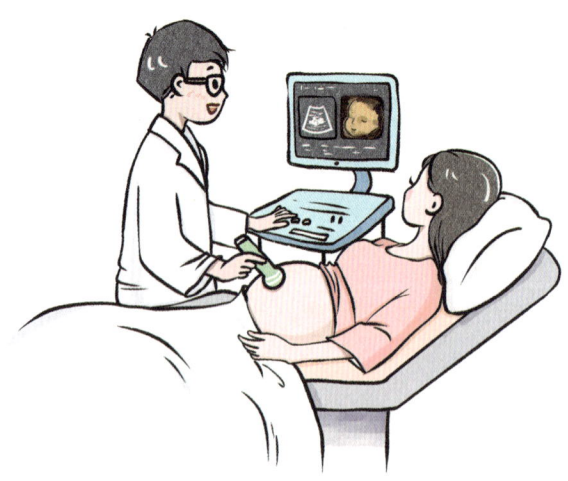

大排畸即四维彩超。孕 24~26 周，通过四维彩超检查观察胎宝宝在孕妈妈子宫中的活动情况，能直观显示胎宝宝形态及生理结构等异常情况，包括胎宝宝脑发育、心脏大血管、四肢、外生殖器、脊柱、消化系统、泌尿系统有无畸形等。

15. 不能忽视的宫高、腹围

宫高和腹围是产前检查的 2 个重要数值，通过对孕妈妈宫高和腹围的测量，可以初步判断孕周与胎宝宝的大小是否相符、有无胎宝宝过大或生长受限的可能，指导孕妈妈合理饮食，以期孕育健康、聪明的乖宝宝。

（1）宫高：用软尺测量孕妈妈耻骨联合上缘中点到子宫底最高点的弧形高度。

（2）腹围：用软尺测量孕妈妈绕肚脐 1 周的围度。

16. 身体瘦的孕妈妈有必要进行糖尿病筛查吗？

身体较瘦的孕妈妈也建议做糖尿病筛查。

1）妊娠期糖尿病筛查的意义

口服葡萄糖耐量试验（OGTT）对孕妈妈怀孕期间糖尿病筛查、诊断，尤其是糖尿病孕妈妈怀孕期间母胎管理、胎宝宝生长发育以及国际倡导（糖尿病预防要从胎宝宝开始）的两代糖尿病预防都非常重要。

2）OGTT 实验方法

建议孕 24~28 周进行 OGTT 实验。

（1）抽空腹血。

（2）5 分钟内喝完溶有 75 克葡萄糖的溶液 200~300 毫升。

（3）从喝下第一口葡萄糖溶液开始计时，半小时、1 小时、2 小时、3 小时后分别抽血检测。

17. 爱哭的孕妈妈请不要害怕！

孕妈妈爱哭，是因为怀孕以后受体内激素水平变化的影响，5-羟色胺的分泌量减少，所以一遇到不开心的事情便会情不自禁地掉眼泪。由于孕妈妈是心理健康的第一责任人，因此必须学会用以下方式释放负面情绪，促进母婴身心健康。

（1）自我情绪管理：记录孕期情绪和睡眠波动情况，及时发现自身情绪问题，通过呼吸训练、听音乐、冥想、正念疗法减轻心理压力。

（2）团体心理辅导：积极参加孕妇学校课程或团体沙盘活动，通过孕妇学校互动交流、沙盘游戏体验，得到有效的情绪调节。

（3）个别心理辅导：找心理医生、闺蜜、家人倾诉情绪背后的故事，调整认知，打破固有思维，强化正向思维，跨越心理障碍，实现身心健康。

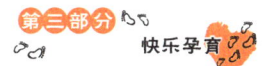

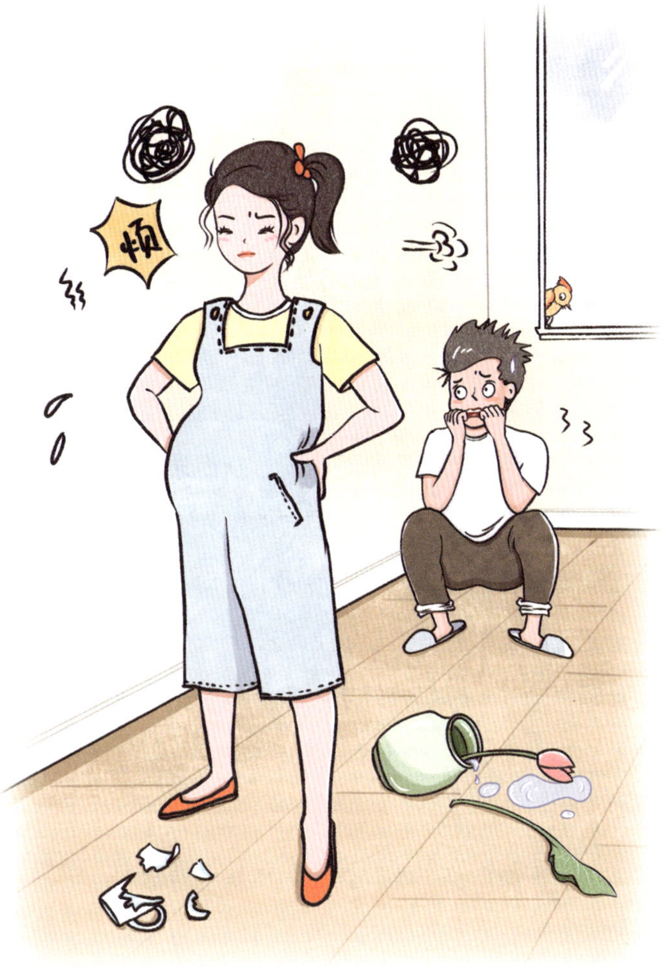

18. 胎教让智慧发光

怀孕期间可以通过音乐胎教、抚摸胎教、语言胎教等方法，刺激宝宝的听觉神经、脑细胞和神经系统的发育，开启宝宝的智慧之门。

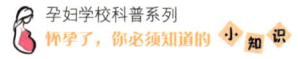

（1）音乐胎教：舒缓的音乐可以促进宝宝的听觉神经发育。

（2）抚摸胎教：通过对腹部的轻柔抚摸，可以与胎宝宝进行沟通交流，促进胎宝宝的发育。

（3）语言胎教：与胎宝宝说话，能促进其大脑神经发育。

19. 孕中期胎教之音乐

音乐可以在孕妈妈和胎宝宝之间建立感情的纽带。美妙柔和的音乐能使孕妈妈分泌酶和乙酰胆碱等物质，从而调节血流量，兴奋神经细胞，改善胎盘供血状态，促进胎宝宝健康发育。音乐胎教是用音波刺激胎宝宝听觉器官的方法，包括聆听、律动、冥想、歌唱等不同形式。下面介绍几种简单易行的音乐胎教法：

（1）自唱振动法：孕妈妈轻声哼唱抒情音乐、摇篮曲，通过歌声的和谐振动，让宝宝感觉"世界是美好的"，使孕妈妈和宝宝都能获得情感满足。

（2）音乐熏陶法：音乐能够提高智商和推理能力。孕妈妈可以每天多次聆听钢琴曲，带着宝宝产生美好联想，如同进入美妙无比的境界。这种感受可通过孕妈妈的神经体液传导给宝宝。

（3）媒介传导法：将耳机或扬声器放在孕妈妈腹部，播放胎宝宝喜爱的乐曲，也能收到良好的效果。时间以半小时为宜，以免胎宝宝听得过于疲乏。

（4）教唱法：宝宝有听觉，孕妈妈可以双手轻抚腹部，微微低头注视腹部，面带微笑，从音符开始教唱宝宝一些简单的乐谱，通过反

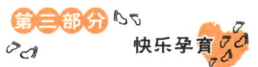

复教唱，使胎宝宝产生记忆。

20. 孕中期胎教之抚摸

研究表明，孕中期胎宝宝体内绝大部分细胞已具有接收信息的能力，并且能通过触觉神经感受体外的刺激，而且随着孕周的增加，反应越来越灵敏。胎宝宝并不是一个无意识、无感知的生物，而是具有情绪变化、体验能力、原始学习能力的小生命。胎宝宝生活在羊水中，通过有意识、有规律、有计划的抚摸，使羊水晃动，刺激胎宝宝感官，将信息输入胎宝宝体内，刺激其大脑开拓新的神经链和脑细胞通路，使胎宝宝产生记忆。

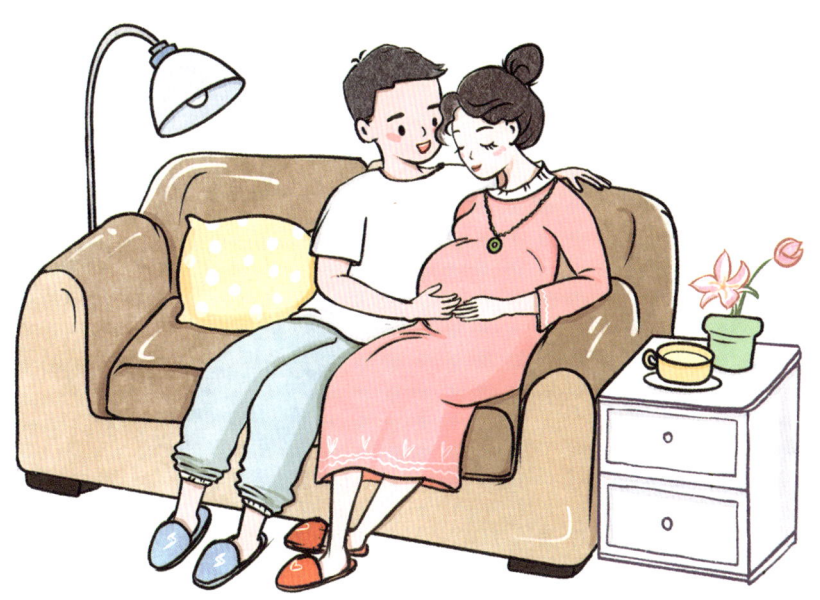

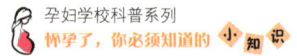

（1）抚摸胎教实施时机：孕 20 周后每晚睡觉前进行，每次持续 5~10 分钟。

（2）抚摸前准备：室内环境舒适、空气新鲜、温度适宜；孕妈妈情绪放松，排空膀胱，平卧于床上，放松腹部，播放柔美的轻音乐。抚摸前温暖双手。

（3）抚摸方法：双手从上至下、从右至左，轻柔缓慢地抚摸腹中宝宝。反复 10 次后，用食指或中指轻轻抚压腹中宝宝，注意力度一定不能太大，然后放松；也可以在腹部松弛的情况下，用一个手指轻轻地按一下腹中宝宝再抬起。这样做相当于帮助胎宝宝做体操，或许宝宝立即会有轻微胎动，也可能过一阵子才有反应。

21. 孕中期胎教之语言

研究表明，胎宝宝对语言和抚摸存在一定反应，抚摸的同时，父母用优美的语言反复与胎宝宝"对话"，胎宝宝会产生神经条件反射，出生后会熟悉父母的声音。同时研究也表明，孕期语言胎教越频繁，学龄前儿童多动症的发生率越低。孕期中，最简单易行的语言胎教法就是"讲故事"。

（1）语言胎教前准备：环境安静，温度适宜；体位舒适，精力集中。

（2）语言胎教要点：吐字清楚，声音和缓，避免过于大声或照本宣科地念读，应倾注感情绘声绘色地讲述故事内容，通过变换语气声调将故事中的情绪传递给胎宝宝，使胎宝宝受到感染。单调和毫无生

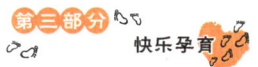

气的声音是不能唤起胎宝宝的感受的。

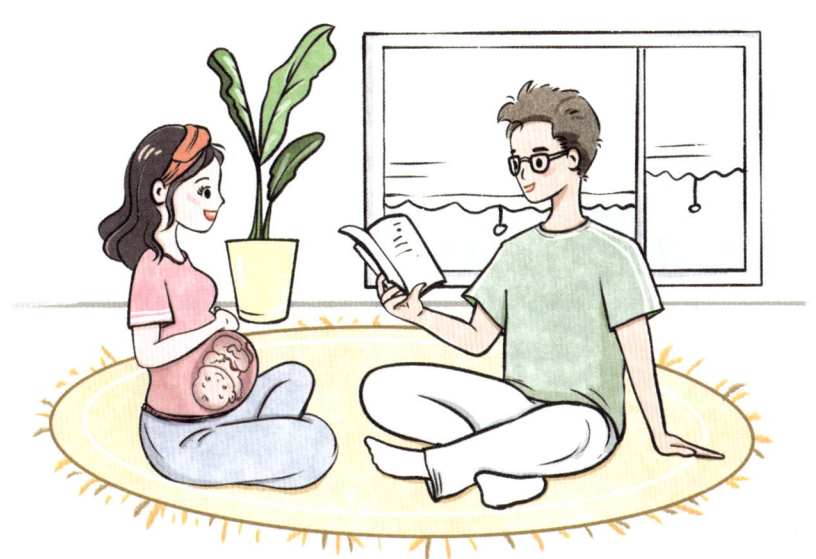

 22. 不能错过的孕期膳食指南解读

中国营养学会发布的《孕期妇女膳食指南》建议,孕妈妈应在一般人群膳食指南的基础上,遵循以下膳食原则:

(1) 补充叶酸,常吃含铁丰富的食物,选用碘盐。

(2) 少量多餐,保证摄入含必要量碳水化合物的食物。

(3) 妊娠中晚期适量增加奶、鱼、禽、蛋、瘦肉的摄入。

(4) 适量活动,做好孕期体重管理。

(5) 禁烟酒,积极准备母乳喂养。

阶段	膳食指南
孕早期 （≤14周）	（1）膳食建议和备孕期基本一致，不需要额外增加能量摄入。 （2）如果孕吐严重，选择促进食欲、容易消化的食物；想吃就吃，少食多餐；保证每日摄入130克碳水化合物（相当于180克米面），避免酮血症影响胎宝宝大脑发育；适当补充B族维生素
孕中晚期 （＞14周）	孕中晚期是贫血、胎宝宝脑发育和骨骼钙化关键期。 （1）鱼2~3次/周（其中1~2次海鱼），可提供足量的二十二碳六烯酸（DHA），以促进胎宝宝脑发育。 （2）动物血或肝脏1~2次/周、适量的畜肉，可降低孕期贫血风险。必要时服用铁补充剂。 （3）奶制品300~500克/日，可满足胎宝宝骨骼钙化需要

23. 要想宝宝长得好，营养素摄入不能少

孕期营养对于孕妈妈和胎宝宝都很重要。孕期营养失衡，不但会增加孕妈妈患病概率，还会影响宝宝一生，所以怀孕期间需要科学补充营养素。

1）蛋白质

不仅可以提供能量，支持免疫系统的正常功能，还是构建细胞、组织和器官的基本组成部分。确保足够的蛋白质摄入，对于保持孕妈妈的健康和胎宝宝的正常发育具有重要意义。孕期可以这样食补蛋白质：

（1）多摄入动物蛋白质，如肉、禽蛋、奶制品等。动物蛋白质不仅含有优质蛋白质，还可以提供维生素A、钙、铁等营养素，对孕妈妈和胎宝宝的健康都有益。

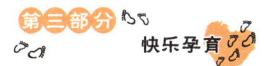

（2）推荐选择植物蛋白质，如豆类、坚果、全谷物等。植物蛋白质不仅可以补充蛋白质，还可提供膳食纤维和多种维生素、矿物质等，有利于平衡膳食，维持消化系统的健康。

（3）建议食用深海鱼类 2～3 次/周，以补充优质氨基酸，促进胎宝宝器官发育。

2）铁

铁是人体生成红细胞的主要原料之一。孕妈妈对铁的需求急剧增长，母体铁缺乏可能影响胎宝宝脑部发育，对后续学习认知功能造成不可逆的损害。因此，孕妈妈孕早期的铁储备尤为重要。补铁可以采用食补和药补 2 种方法。

（1）食补：①食用红色肉类、鱼类和禽类等含血红素铁高的食物，如瘦肉、猪血、动物肝脏、蛋黄等。②搭配富含维生素 C 的食物可促进铁吸收，如水果、绿叶蔬菜、胡萝卜、土豆、黑木耳、紫菜、芝麻等。③避免同时食用抑制铁吸收的食物，如牛奶、谷物麸皮、咖啡、茶等。

（2）药补：补充铁剂需要在医生的指导下进行。为了预防孕期患缺铁性贫血，建议孕妈妈每天常规补充 30～60 毫克铁元素。

3）钙

钙是胎宝宝生长发育必需的营养物质，与普通人群相比，孕妈妈对钙的需求量增加。孕期钙缺乏，孕妈妈可能会出现腿抽筋等症状。那该如何正确补钙呢？

（1）食补：孕妈妈补钙的最好方法是喝牛奶 200～500 毫升/日。除此之外，还可以吃富含钙的食物，如海带、黄豆、冻豆腐、腐竹、奶制品（包括酸乳酪、牛乳）、黑木耳、鱼（如带骨鲑鱼、鲔鱼、沙丁鱼)、虾、无花果、杏仁、花椰菜、甘蓝菜等。多晒太阳可以促进钙的吸收。

(2)药补:遵医嘱进行药物补钙。钙的推荐摄入量:孕早期为800毫克/日,孕中晚期及哺乳期为1000毫克/日。

24. 健康的一日三餐该怎么吃?

孕早期不需要额外增加能量,孕中期后胎宝宝生长速度加快,孕妈妈代谢增强,能量消耗大,此时可以适当加餐以缓解饥饿等状况。孕妈妈整个孕期可以参考以下原则进行:

(1)总体原则:食物多样,搭配合理;公筷分餐,杜绝浪费;会烹、会选、会看标签;足量饮水,规律进餐;吃动平衡,控制体重;多吃奶类、全谷、大豆及蔬菜;适量进食鱼、禽、蛋、瘦肉;控糖禁酒,少盐少油。

(2)热量分配:

一日三餐能量占比

早餐	午餐	晚餐	加餐
10%~15%	30%	30%	5%~10%

25. 孕期如何科学加餐?

1)加餐时间

建议孕妈妈在两餐之间加餐,如上午9~10时、下午3~4时、晚

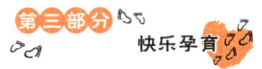

上睡前各加餐1次。

（1）上午9~10时：水果、奶、谷薯等食物，任意选择1~2种。

（2）下午3~4时：水果、奶、谷薯、坚果等食物，任意选择1~2种。

（3）睡前2小时：以奶类为主，不宜吃太多或太饱。

2）加餐食物选择

建议选择水果、零食、坚果作为加餐食物。

（1）水果：选择新鲜当季水果，变换种类摄取。每天均可摄取。

（2）零食：全谷物、杂豆可作零食食用。每天吃全谷物食物50~150克，杂豆和主食搭配食用，发挥膳食纤维、维生素B、钾、镁等均衡营养作用，提高蛋白质互补和利用。

（3）坚果：坚果有益，不宜过量，其能量应该计入一日三餐的总能量之中，如核桃一天的量为2颗，瓜子的量为一小把。

以下几种优质坚果，可以择优选择作为加餐食物：

花生：蛋白质含量高达30%左右，易被消化吸收，具有较好的补血功效，但脂肪含量高，不可多吃。

瓜籽（南瓜籽、葵花籽、西瓜籽）：南瓜籽能防治肾结石；葵花籽含有不饱和脂肪酸，有降低胆固醇的作用；西瓜籽具有利肺、润肠、止血的功效。

核桃：补脑、健脑，提高机体抵抗力，促进造血及伤口愈合，止咳平喘。

夏威夷果：富含丰富的维生素B_1、B_2，以及氨基酸、钙、磷、铁和油脂。

26. 孕期饮食红线不要碰

怀孕是女人一生中的特殊时期。胎宝宝从受精卵逐渐生长成健全的胎儿,充满惊喜又危险重重。饮食方面,准妈妈摄入的食物都会通过母体传输给胎宝宝,稍有不慎会酿成大错,因此,孕妈妈孕期除了遵循一日三餐和加餐原则之外,以下饮食红线也不能碰!

1) 拒绝碳酸饮料

长期喝碳酸饮料会影响钙质吸收,加重钙缺失,影响胎宝宝健康;还有可能并发孕期糖尿病,增加巨大儿、新生儿低血糖等的风险。

2) 适当饮用淡茶

淡茶不属于孕期禁忌,但因茶多酚对中枢神经系统具有一定的刺激性,饮用过多可能影响睡眠,偶可引发心悸、胸闷等,故建议孕中期饮用淡茶应适量,避免一次喝得过多过浓。

3) 限制咖啡因摄入

孕妈妈摄入咖啡因的水平越高,宝宝在儿童时期体重的增加速度越快,孩子肥胖的概率也会增加,因此建议适当限制咖啡因的摄入。

4) 避免生冷、生鲜食物

包括没有经过高温消毒或是巴氏消毒的生奶、奶酪、蛋黄酱、没有熟透的鸡蛋、生冷的海鲜、三明治里面的冷肉、沙拉、没有煮熟的豆芽等。

5) 火锅串串有讲究

(1) 清汤锅底解解馋:可选择菌汤锅底、三鲜锅底、番茄锅底等

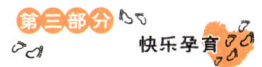

清汤锅底。

（2）药食同源可多吃：羊肝可食用，能预防缺铁性贫血；兔肉可食用，高蛋白、低脂肪、少胆固醇，易于消化吸收，但性味甘凉，脾胃虚寒者不宜食用。狗肉不宜食用，易引起胎热或胎动不安；螃蟹不宜食用，因其具有活血化淤的功效，易致流产，一般不建议孕妈妈食用。

（3）中药锅底要慎选：当归和枸杞容易活血，孕妈妈不宜大量食用；党参能兴奋心肌、增加造血，不建议孕妈妈食用；清凉下火的中药材也不适合孕妈妈食用。

6）油炸食品要少吃

油炸食品具有致畸致癌性，且易造成能量过剩，因此孕期应特别限制加工零食和油炸香脆食品的摄入。孕妈妈如特别想吃油炸食品，建议选择好食材自己在家做，并少量食用，以达到满足食欲、愉悦心情为目的。

27. 孕期什么时候开始运动？

当前，全民健身和全民健康深度融合，孕妈妈作为全民健康中的一分子，也应该科学运动起来。

（1）运动时间：在无禁忌证的前提下，建议孕 14 周以后可尝试有氧和（或）中高强度阻力的体力活动，如练瑜伽、普拉提，做拉伸等。每周保证至少 150 分钟的运动。

（2）运动禁忌：子宫颈内口松弛症、阴道出血、胎膜破裂、先兆子痫或妊娠高血压、早产、严重的呼吸道疾病、多胎妊娠、前置胎盘、心血管疾病、胎宝宝生长受限、1型糖尿病或其他严重系统性疾病等忌运动。

（3）运动注意事项：孕期运动时最高心率＜非孕期最高运动心率的60%~70%。建议佩戴专业的运动手环，防止运动过度。

28. 孕期运动好处知多少

孕期运动是让孕妈妈和胎宝宝更健康的途径之一，孕期坚持适度的运动可以"好孕好生"。

（1）增强心肺功能：孕期适当的运动可以促进机体血液循环和新陈代谢，增强心肺功能，改善睡眠及孕妈妈的焦虑情绪，减少孕期抑郁症的发生。

（2）增强核心力量：通过专业锻炼，可以加强孕妈妈核心肌肉力量，缓解孕期腰腿疼痛，预防和减轻孕期水肿，增加产力，促进顺产。

（3）控制孕期体重：通过运动，可以保持孕妈妈好体态，防止其孕期体重增长过度，减少胰岛素抵抗，预防妊娠期糖尿病、子痫前期等妊娠并发症的发生，减少巨大儿及子代远期肥胖和心血管相关疾病的发生，保障母婴安全和健康。

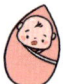

29. 孕中期可以进行哪些居家运动呢？

孕中期即使居家也可以把家当成健身房，进行以下运动，保持积

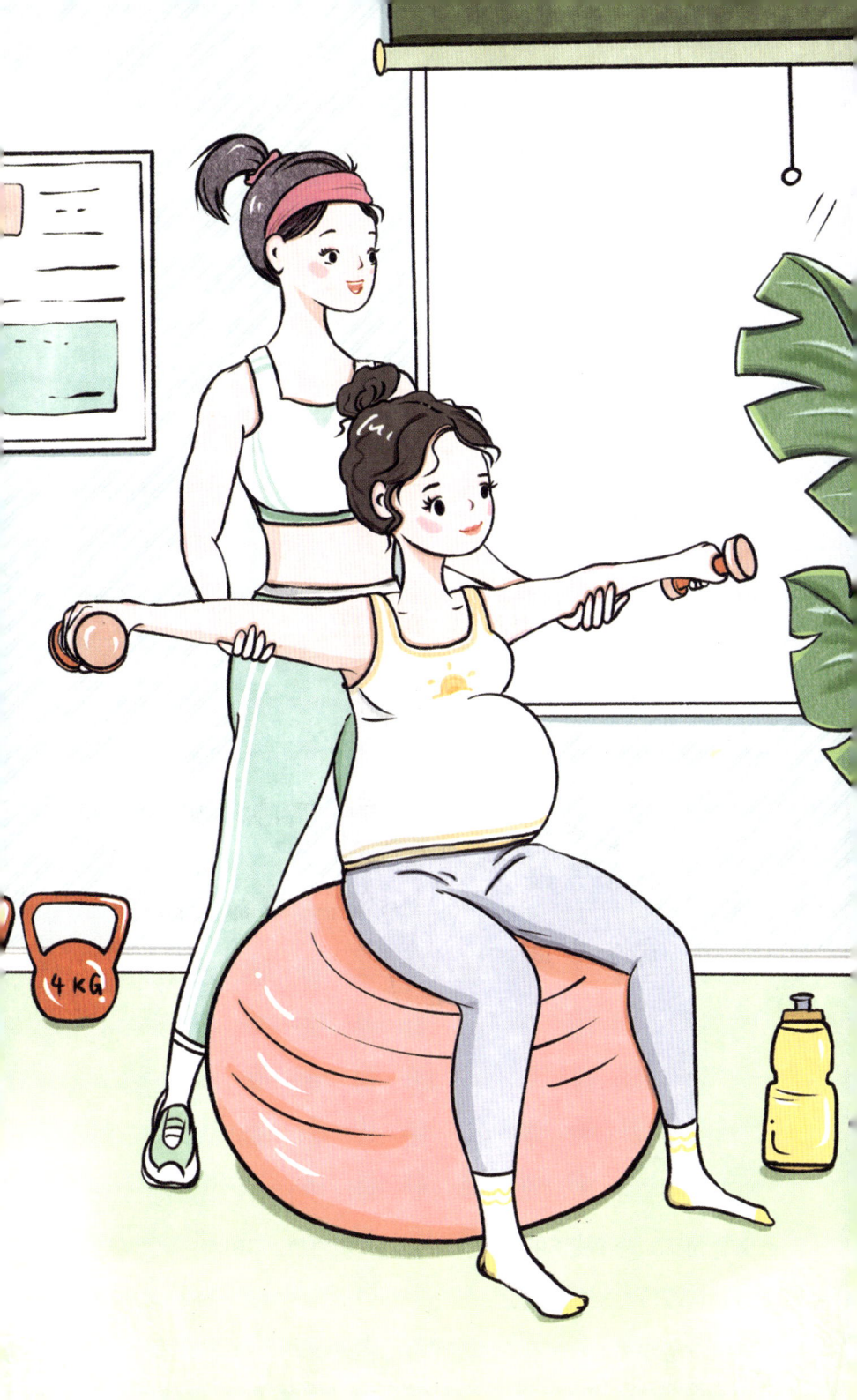

极健康的生活方式。

1）热身运动

热身运动能增加心率，升高体温，放松肌肉，增加关节灵活性。主要做法有：

（1）山式站立：站立，双脚分开与髋同宽，第2个脚趾朝向正前方，脚趾舒展，微屈双膝，膝盖上提，大腿前侧肌肉收紧上提，耻骨上提，尾骨内收，骨盆端正，展肩扩胸，下巴微收，保持自然的呼吸，眼睛平视前方。

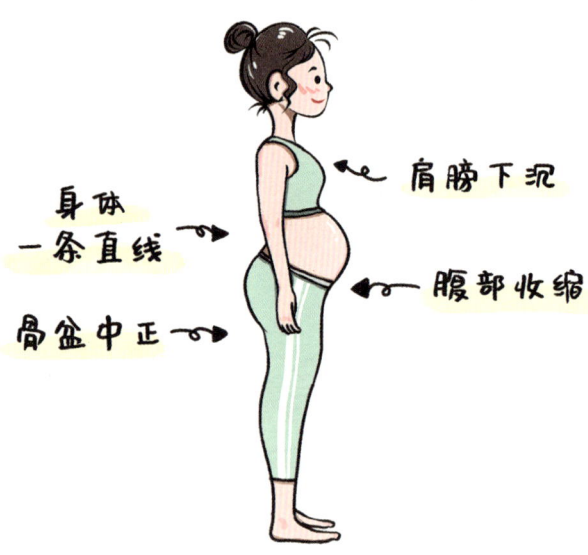

（2）颈肩手腕转动：前后左右转动脖子，放松颈部肌肉；手臂放在身体两侧，将肩膀向前转动10次，再向后转动10次；顺时针和逆时针方向缓慢地旋转手腕。

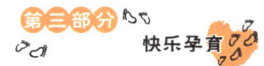

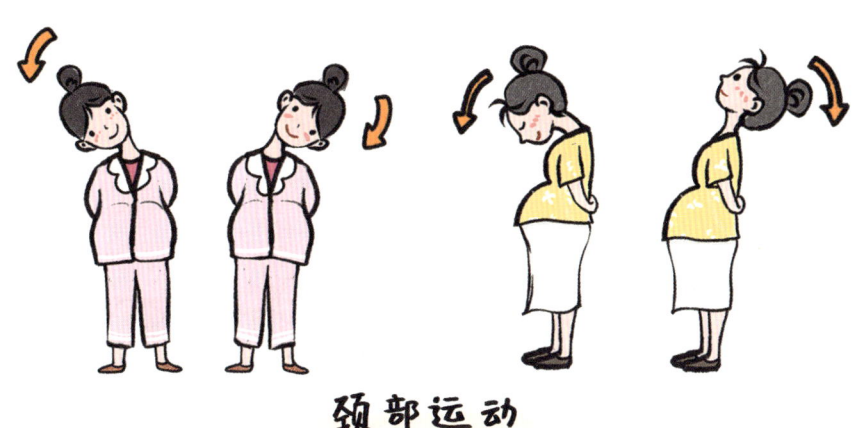

颈部运动

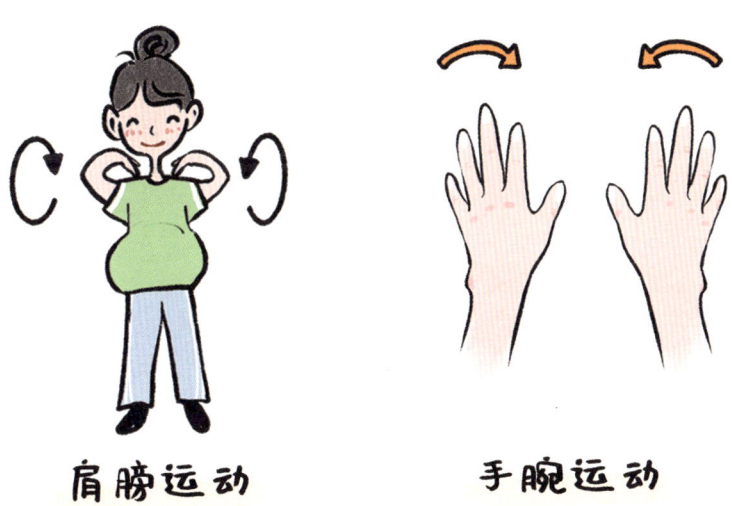

肩膀运动　　手腕运动

（3）膝关节屈伸：躺在瑜伽垫或床上，平放双脚，缓慢地弯曲和伸展膝盖。

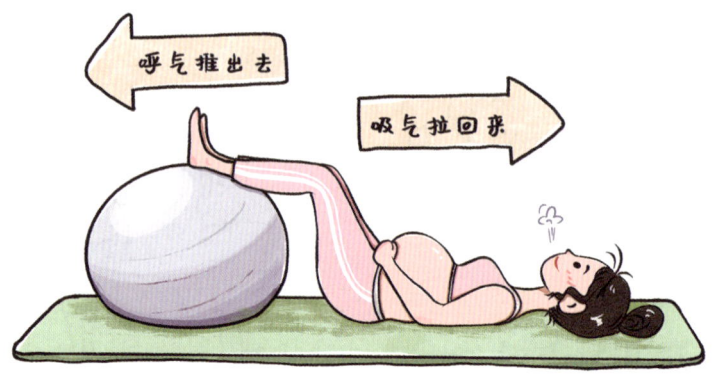

(4) 脚踝转动：单脚脚尖着地，脚后跟抬起，将脚踝向左右方向转动。

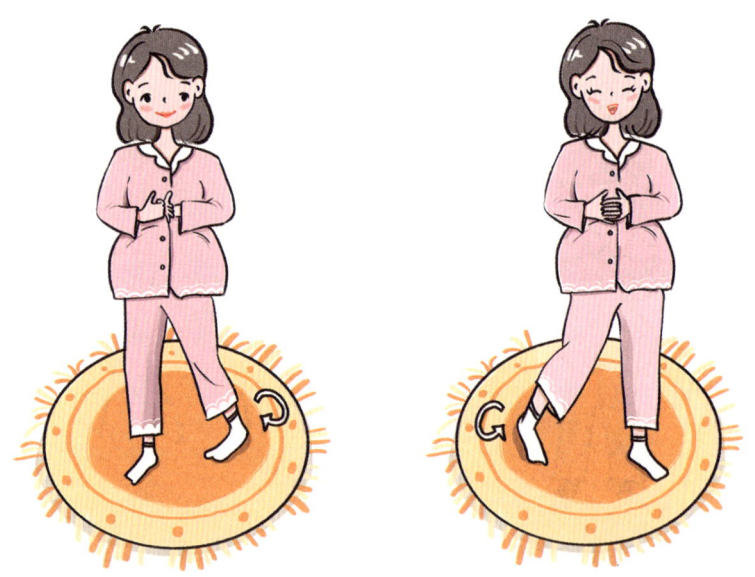

2）健身运动

健身运动能增强心肺功能，增加核心力量，保持骨盆稳定。主要做法有：

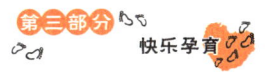

(1) 散步：家里客厅、小区公园、庭院露台都可以进行。挺直胸部和腰部，每天坚持散步 30 分钟以上。餐后半小时进行。

(2) 瑜伽：

猫式：跪在地上，双手和双膝着地，呈四脚板凳式。随着吸气，背部向上推起，抬头看天空，拉伸脊柱，呼气卷背低头看宝宝，如此反复进行。

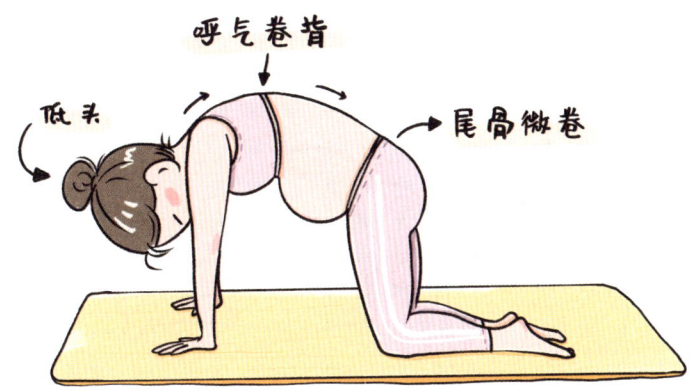

下犬式：四肢着地，然后将臀部向上推起，直到身体形成一个倒置的"V"形。

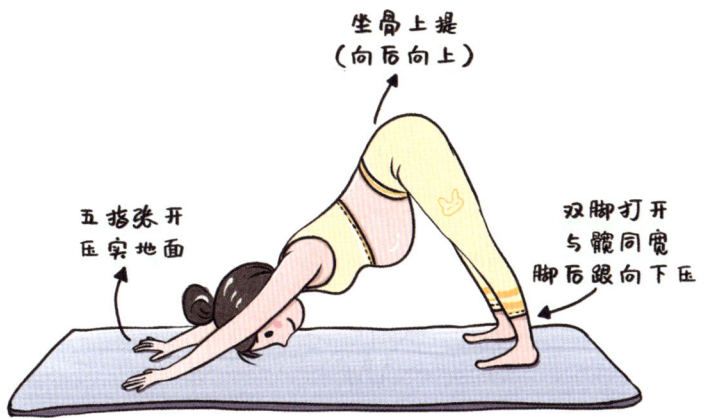

桥式：仰卧在瑜伽垫或床上，双腿弯曲，双脚踩在地上，手臂伸直贴于地面，吸气，臀部向上推起，直到身体形成一个桥形。

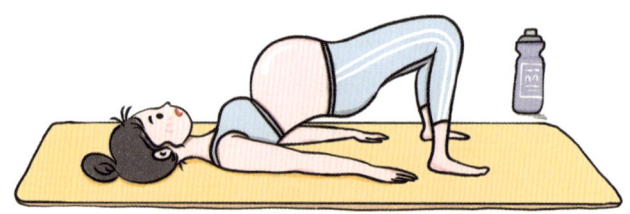

双腿摆动：平躺于地面，将双腿向上抬起，大腿与身体呈 90°角，小腿与大腿呈 90°角弯曲，慢慢地将双腿向左和向右、向外和向内摆动。

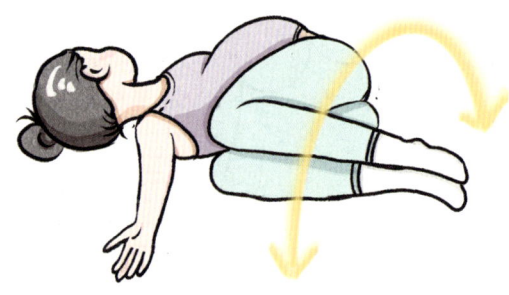

双腿摆动

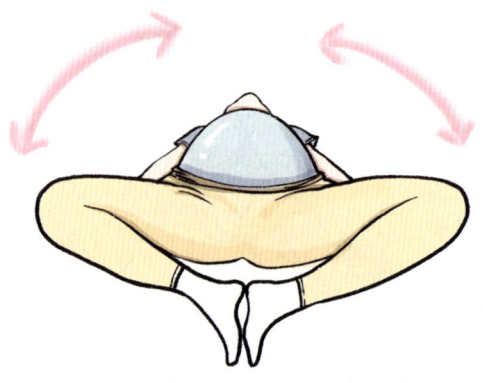

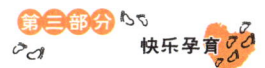

单腿画圈：坐在地上，右腿向前伸直，左腿弯曲，左手从左腿内侧出发，握住左腿脚踝处协助左腿向前、向外、向后画圈。两侧交替进行。

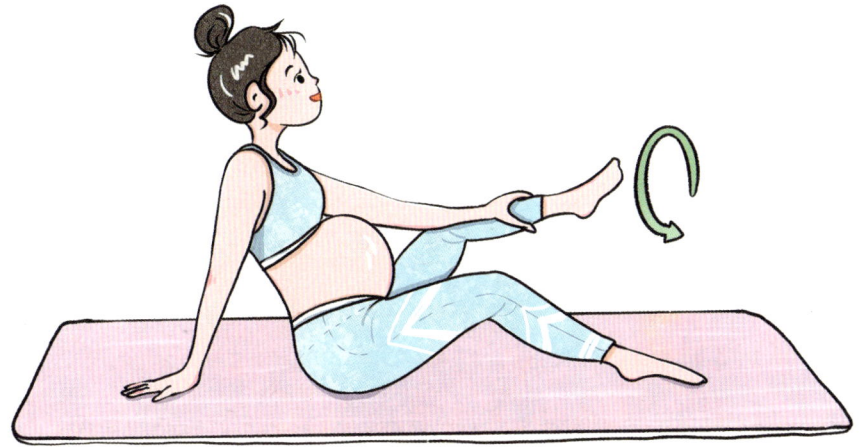

 30. 孕中晚期这些运动应该避免哦！

孕期运动对孕妈妈和胎宝宝的好处不言而喻，但是考虑到孕中晚期孕妈妈重心迁移，平衡和姿势控制能力下降，韧带松弛，关节活动度增加、稳定性降低，体温调节系统变化，全身血管阻力降低等因素，孕中晚期的孕妈妈应尽量避免以下运动：

（1）高强度运动，突然转向或投掷动作。

（2）使孕妈妈感到热、疲惫或出汗过多的高强度运动。

（3）避免运动强度、位置突然变化。

（4）需要屏气或增加腹腔压力的运动，如平板支撑。

（5）腹部卷曲、仰卧起坐、悬吊、举重。

（6）超出舒适运动范围的任何伸展运动。

（7）仰卧位或长时间站立的运动。

（8）有跌倒和腹部受伤风险，以及诱发或恶化怀孕相关症状的运动。

31. 水中运动的好处

1）水中运动的好处

如果你是水中运动爱好者，孕中期以后适当地进行水中运动，对认知、心理、身体等方面都有显著作用。水中运动是充分利用水的物理特性，结合运动对孕妈妈的健康发挥积极的作用，解决了孕妈妈运动方式枯燥乏味、运动难、心理恐惧、焦虑、抑郁、身体疼痛及身体形态和产后恢复等问题。

2）水中运动注意事项

（1）结合自身情况安排水中运动内容、时间、强度。

（2）下水前，做身体检查，测量脉搏和血压。

（3）选择水质高的泳池，水温以30℃左右为宜。

（4）孕周≥14周开始水中运动。

（5）有人陪同，提前做好安全措施。

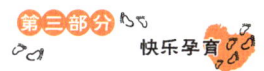

 ## 32. 如何安排孕中期的运动时间?

（1）孕中期无运动禁忌证的孕妈妈，可每周 5 次，每次持续 30 分钟以上的轻到中等强度运动。

（2）运动应循序渐进，运动前进行 5~10 分钟热身，运动后进行 5~10 分钟放松训练，如原地踏步、轻微的伸展运动等。

（3）运动时以能进行对话、全身轻微出汗、自己感到轻度疲倦为宜；每运动 15 分钟休息 1 次，经 5~10 分钟体温降低后方可继续运动。

 ## 33. 孕期运动穿搭小技巧

运动时着装适宜，会让孕妈妈在运动中感到舒适和自信。运动前选择着装要遵循以下原则：

1）材质舒适

（1）选择柔软、透气材质的运动服，如棉质或者速干面料等。

（2）选择宽松、扩张性强、方便穿脱的运动服。

2）支撑性足够

（1）选择宽松柔软、吸汗、透气、扩张性强的运动内衣。

（2）选择有弹性、可调节性强、支撑力好的腹部支撑带。

3）安全保证

（1）根据不同季节、气温、个人体质选择衣服。

（2）选择宽松适宜、长度适中的衣服，如孕妈妈专用瑜伽服等，避免过宽过长的运动服。

34. 孕中期运动注意事项

孕中期虽然是相对稳定的阶段，但是在参加运动前必须注意以下几点才能保证母婴安全：

1）评估有无运动禁忌

（1）绝对禁忌：宫颈闭锁不全或有宫颈环扎术、多胎妊娠、腹部阵痛或胎膜早破、胎儿发育迟缓、≥3次的自然流产史、胎盘前置状态、阴道持续出血、高血压或心肺疾病等，应听从医生建议，切忌擅自运动。

（2）相对禁忌：既往重度吸烟史、肥胖、长期卧床的生活习惯、BMI值低于12千克/米²等，应进行低强度运动，并根据胎儿状况随时调整运动方案。

2）运动注意事项

（1）运动场所要求：选择防滑的木质地板或铺有防滑垫的地面进行，运动前排除环境中的危险因素。

（2）运动标准：5次/周，30分钟/次；孕期运动时最高心率＜非孕期最高运动心率的60%~70%，如非孕期最高运动心率为120次/分，孕期运动时最高心率应＜72~84次/分；腋窝体温宜低于38.5℃。

（3）特别强调事项：营养充足，多进补钙、铁等矿物质元素；量力而行，选择适合自己的运动方式；避免过度运动；运动前排空大小便。一旦出现不适，立刻停止运动并及时就医。

35. 孕妈妈运动前需要做哪些准备?

（1）孕妈妈运动前需穿戴松紧、厚度合适的棉质或速干运动服及防滑鞋袜，保证运动的舒适感。

（2）寻找合适的场所，不宜太窄或太过拥挤，排除一切危险因素。

（3）运动前补充电解质水或生理盐水。含电解质饮料是较好的运动前补液选择。

（4）运动前热身 5～10 分钟。

36. 孕妈妈运动后该怎样护理?

孕妈妈是特殊群体，运动后的正确护理非常关键。

（1）切忌立即停下休息：运动后需要拉伸放松 5～10 分钟，防止因心脏供血不足导致头晕、呕吐、肌肉酸痛等不适。

（2）切忌立即大量饮水：一次饮水过多，可能出现胃肠胀满和肌肉抽筋的现象。应该多次少量饮用温热的电解质水或生理盐水。

（3）切忌马上洗浴：避免心脏和大脑供血不足导致头昏眼花、虚脱休克等风险。运动后应休息 15～30 分钟再洗浴，同时避免立即吹空调。

（4）运动后饮食护理：孕期运动后应多食用含维生素 B_1 的食物，如蔬菜、猪肝、鸡蛋等，不宜饮用糖水或摄入糖分含量高的食物。

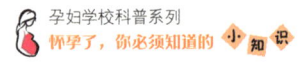

37. 孕育胎宝宝之准爸爸辅助按摩篇

孕妈妈可能会出现腰背酸痛、小腿抽筋、下肢水肿、妊娠纹、失眠等各种各样的不舒服，准爸爸给予合理按摩可以有效缓解孕妈妈孕期不适，预防妊娠纹和失眠等症状。下面几招孕期按摩手法，准爸爸快来学习吧！

（1）颈部按摩：孕妈妈取仰卧位，准爸爸在孕妈妈的头顶处，托住孕妈妈的脖子，缓缓地上抬脖颈，再慢慢地放下。如此反复进行。

（2）腿部按摩：孕妈妈取仰卧位，准爸爸左手握住孕妈妈的膝盖，右手握住脚腕，朝着膝关节做画圈按摩，继而右手握住脚掌，协助孕妈妈做绷脚背和勾脚掌运动。换方向进行对侧按摩和运动，预防下肢水肿。

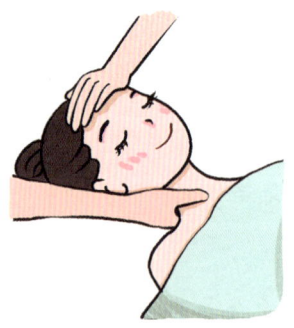
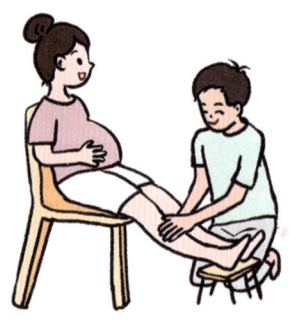

(3) 背部按摩：孕妈妈取跪趴位或者坐立位，准爸爸双手手掌和五指指腹触实其背部，由下往上、由内往外，再由上往下、由外往内按摩，缓解孕妈妈腰背部酸痛。

背部按摩

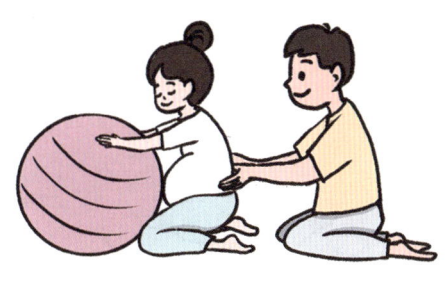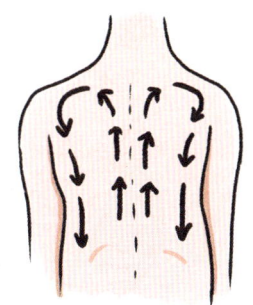

(4) 腰骶部按摩：孕妈妈取跪趴位或者侧卧位，准爸爸左手扶住孕妈妈髋关节处，右手手掌和五指指腹触实其腰骶部，顺时针方向打圈按摩，缓解孕妈妈腰骶部酸痛。

腰骶部按摩

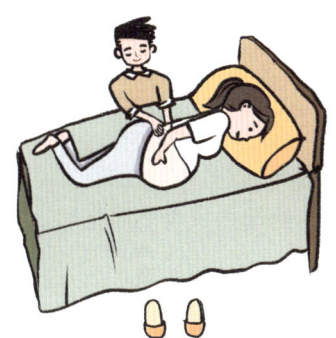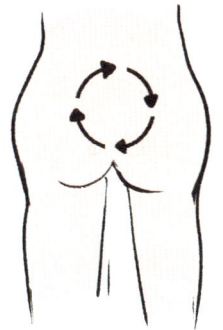

（5）腹部按摩：以肚脐为圆心，顺时针方向不停地画圈按摩。画圈时要注意由内而外地不断扩大，实现整个肚皮按摩，有效预防妊娠纹。

（6）穴位按摩：孕妈妈取坐立位或仰卧位，准爸爸在妈妈的头侧，采用指揉法或指按法，按摩孕妈妈眉梢与目外眦之间的凹陷处，以缓解其头晕、头痛和大脑疲劳。

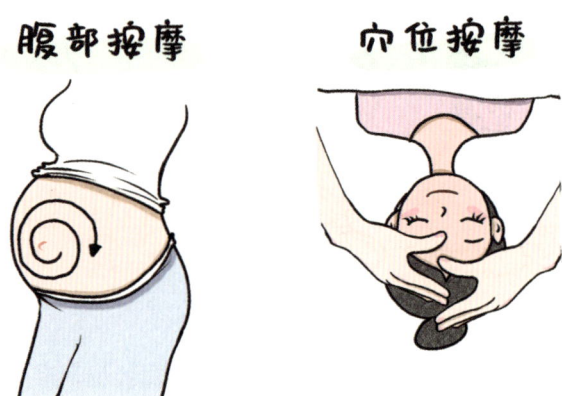

38. 孕育胎宝宝之准爸爸生活照顾篇

生育不是孕妈妈一个人的单打独斗，准爸爸也应该参与进来，与其一起共度整个孕育之旅。在整个孕期生活中，准爸爸应该对孕妈妈做到无微不至的照顾：

1）创造舒适的养胎环境

（1）选择穿脱方便、宽松的鞋子，给孕妈妈修剪脚指甲。

（2）睡前为孕妈妈播放催眠音乐，进行舒缓按摩。

（3）戒烟、戒酒，保持室内空气流通。

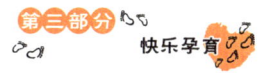

（4）扮演好家庭润滑剂的角色，避免不必要的家庭纠纷。

2）关心和照顾

（1）主动帮孕妈妈做一些家务，让孕妈妈可以多休息。

（2）孕妈妈有不良情绪时，及时给予关心和安抚。

（3）做好安全措施，避免滑倒，比如浴室放置防滑垫，或者放一把椅子以便让孕妈妈坐着沐浴。

3）督促健康饮食

（1）饮食多样化，保证孕妈妈营养摄入。

（2）监督孕妈妈远离垃圾食品。

（3）督促孕妈妈规律进食，反对暴饮暴食。

4）陪伴

（1）陪同孕妈妈一起做产检，提升孕妈妈幸福感。

（2）陪伴孕妈妈坚持运动，保持良好心态与体态。

（3）与孕妈妈一起学习育儿知识，保持理念一致。

 39. 孕育胎宝宝之准爸爸情绪管理篇

怀孕是夫妻生活经历中非常重大的事件，这一时期对孕妈妈和准爸爸都会造成很大的压力。准爸爸也可能受到"孕期抑郁症"的困扰，表现为质疑自己担负家庭责任的能力，对自己产生消极的看法和情绪，担心和孕妈妈之间的关系，担心工作会受影响，等等。这时，准爸爸可以与孕妈妈共同调整生活方式，增加彼此沟通的有效性，调整情绪，以期达到最佳状态来共同迎接新生命的诞生。

（1）传递正能量：与孕妈妈共同沟通压力源，确定抗压方式，把沟通当成每日例行的程序；也可以和身边的过来人聊聊，听听过来人的建议。

（2）坚持运动：与孕妈妈一起运动起来，使体内分泌让人愉快的内啡肽，改善不良情绪，保持心情愉悦。

（3）充实自己：带着为创造更优越的生活条件的信念去工作，让自己尽量忙碌起来，进入享受孕育之旅的境界中。

如果以上建议不能帮助准爸爸改善心情，抑郁现象依然持续加重，不要等待，及时求助专业人士。

40. 孕育胎宝宝之准爸爸胎教篇

胎教并不是孕妈妈一个人的事，准爸爸参与胎教是非常必要且有意义的事情。

（1）语言胎教：胎宝宝在子宫内最适宜听中、低频调的声音，而准爸爸说话的声音正是以中、低频调为主，因此胎宝宝对准爸爸低频率的声音比对孕妈妈高频率的声音更敏感。准爸爸可以在孕妈妈的肚子旁边，以温和轻柔的语气对腹中的胎宝宝说"你今天有没有淘气，有没有踢妈妈的肚子啊""爸爸妈妈非常爱你，我们会陪你一起长大"之类的话语；也可以给腹中的宝宝讲故事，让宝宝感受到爸爸的关爱。

（2）音乐胎教：选择优美而柔和的乐曲，陪宝宝听胎教音乐。准爸爸唱儿歌给宝宝听，宝宝会对准爸爸中、低频调的歌声表现出积极的反应，甚至在出生以后听到类似的声音都会很开心。这是孕妈妈无

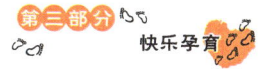

法取代的。

（3）抚摸胎教：每晚睡觉前，准爸爸都可以将手指放在孕妈妈的腹部，按照从上到下、从左到右的顺序，随着音乐轻柔地抚摸胎宝宝身体和头部所在的位置，5~10分/次，同时可以与胎宝宝讲话，告诉宝宝是爸爸在抚摸哟。

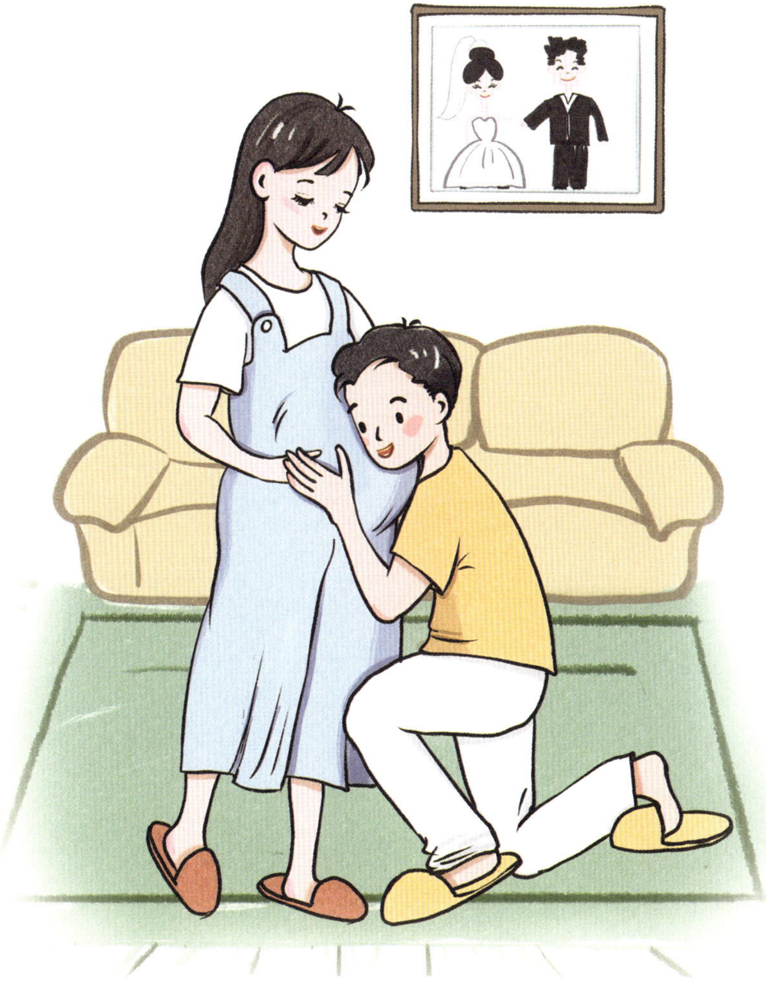

第四部分
分娩准备

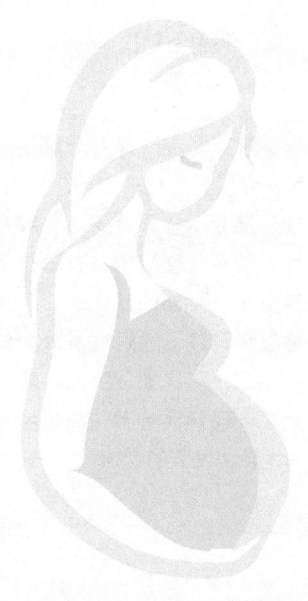

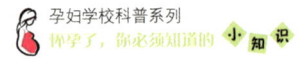

 ## 1. 进入孕晚期了

妊娠晚期是指怀孕的第三阶段。从妊娠 28 周起至分娩前这一阶段，俗称孕晚期。

 ## 2. 孕晚期胎宝宝和孕妈妈的变化

孕期	胎宝宝变化	孕妈妈变化
孕 8 月	体重约 2000 克，身长约 40 厘米。 胎宝宝活动自如，肺和消化道进入关键发育阶段；皮下脂肪及肌肉发育日趋完善，皮肤开始出现粉色；可以自由睁闭眼，形成了吞咽反射，能自己调节体温	孕妈妈腹部迅速长大；胃及心脏压迫感更明显，会感觉心慌、胸闷、气喘、食欲不佳、厌食、烧心等不适；容易发生尿频、便秘、腰酸背痛、腿部水肿及小腿痉挛；面部的妊娠斑、乳头周围、腹部怀孕线、妊娠纹及外阴的颜色越来越深；乳房血管突出，乳房开始变大，出现蒙氏结节；偶尔会出现一阵阵发硬、发紧的宫缩

续表

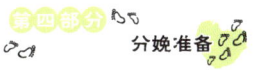

孕期	胎宝宝变化	孕妈妈变化
孕9月	体重约2700克，身长约45厘米。胎宝宝胎动较前减少；身体越发圆润，皱纹慢慢被填平，皮肤逐渐变得光滑；肺部已发育完成，听力及2个肾脏已发育完善；头发变长，男宝宝睾丸完全进入阴囊中，女宝宝大阴唇明显隆起，外生殖器彻底发育完成；手指甲长到了甲床顶端；神经系统越来越协调；四肢的骨骼还在继续硬化；肝脏能自行代谢一些废物；大部分胎宝宝已经头朝下，为出生做好准备	孕妈妈体重持续增加，肚脐变得突出；随着胎宝宝向下移动，孕妈妈肚子的形状会有所变化，呼吸变得轻松起来；阴道分泌物增多；骨盆和耻骨联合处可能有酸痛感；全身关节和韧带逐渐松弛；不规则宫缩的次数增多，为迎接分娩做准备；乳头会分泌少量乳汁；手脚水肿更加明显
孕10月	体重约3000克，身长约50厘米。胎宝宝已入盆，活动越来越少；四肢骨骼有力，肌肉发达，脑细胞发育基本定型；皮肤变得光滑，循环、呼吸、消化等器官已全部形成，在体外有独立的生存能力；胎毛、胎脂正在褪去；颅骨未闭合，以便出生时受产道挤压，骨片可以重叠；能自主呼吸，随时准备出生	孕妈妈体重增长已达到最高峰，增重11~13千克，松弛素分泌增加以帮助放松骨盆韧带，松弛宫颈。由于负担着胎儿、子宫、多余体液的全部重量，孕妈妈变得非常疲惫、困倦，夜间难以进入熟睡状态，情绪波动较大。随着胎宝宝向骨盆下端移动，孕妈妈腹部形状不如之前突出，腹部变得轻松，胃部压迫减轻。腹部皮肤处于紧绷状态，乳房已经做好哺乳准备，心脏也在努力工作。卧姿能给胎宝宝供给更多血液，也能让孕妈妈得到休息，但要避免仰卧姿势，否则容易造成呼吸困难和恶心。随着胎宝宝长大，孕妈妈活动变得困难起来

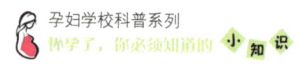

 ## 3. 产检大揭秘之胎监

电子胎心监护简称"胎监",是妊娠晚期尤其是接近足月及产时监测和评估胎宝宝宫内安危的重要手段,是产科不可缺少的一项辅助检查。孕妈妈可从怀孕32周时行胎监检查,但具体开始时间和频率,产科医生会根据孕妈妈的情况及病情进行评估。通常来说,有妊娠合并症或并发症者,怀孕32~34周后可开始每月行1次胎监;没有异常者孕37周后每周1次。

在行胎监时,孕妈妈需提前进食,避免空腹,排空膀胱,放松心情,保持舒适的体位。

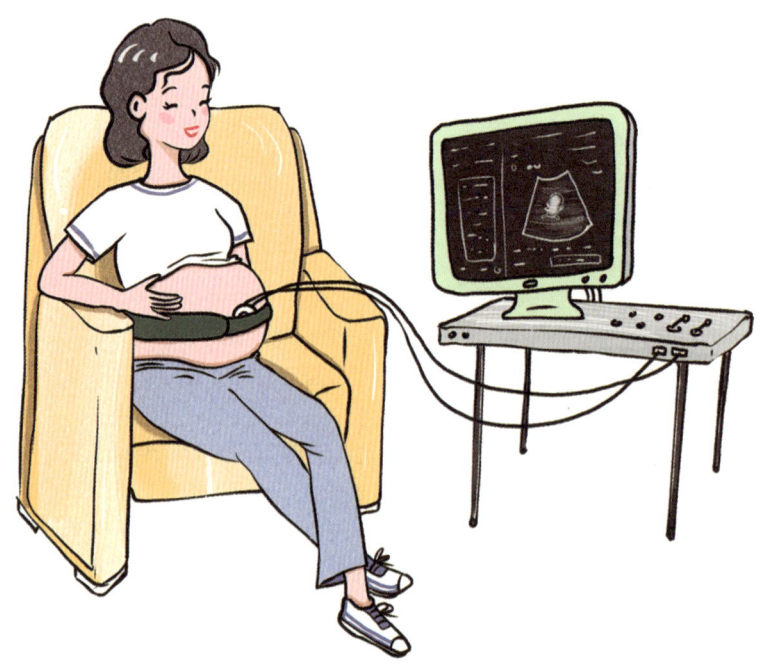

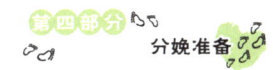

 4. 关于脐血流的那些事

脐血流检查能判断胎宝宝在宫内的发育情况。通过测定脐血流速率波收缩期/舒张期峰值比率（S/D）了解胎盘功能，可以很好地体现胎宝宝在子宫内血液循环及体内氧气储备能力；其比值的大小能反映胎宝宝在宫内缺氧的严重程度，与妊娠结局密切相关。所以，孕妈妈在孕晚期要定时行脐血流检查！

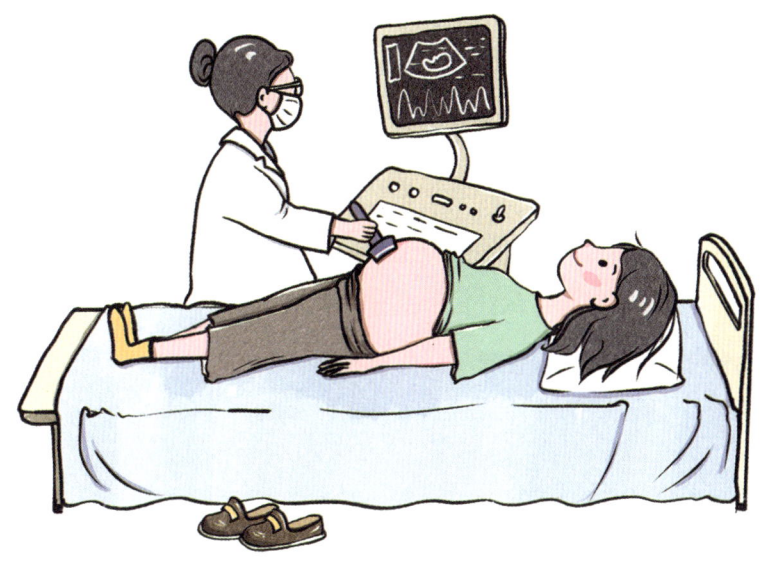

 5. 不可忽视的孕前检查——"小排畸"

孕晚期小排畸在孕 28~32 周进行，是在大排畸之后做的一项产前检查，是针对大排畸内容进行的补充检查，主要对胎宝宝心脏、腹部、头颅、肾脏等结构进行检查，排除孕晚期胎儿畸形。小排畸还能够检测胎宝宝生长发育情况，确认生长发育是否受到限制，观察孕妈妈的胎盘、羊水和脐带等情况，为分娩做好准备。所以，小排畸是很重要的检查，孕妈妈们一定要遵医嘱按时完成。

6. 孕妈妈必不可少的分娩计划

分娩计划是孕妈妈对产时期望和需求的表达。一般情况下，孕妈妈妊娠35周后可在助产门诊就诊，助产老师会给孕妈妈讲解入院的时机、用物准备、入院流程、分娩知识、分娩环境、分娩陪伴、产程中的运动、分娩时的体位及新生儿等内容。孕妈妈可第一时间把自己和家人关于分娩的想法、意愿告诉助产士，她们会根据孕妈妈的个体情况结合家人的分娩意愿，协助每位孕妈妈做好分娩准备；在分娩过程中，根据产程进展，在保证母婴安全的前提下，尽可能地满足孕妈妈和家人的意愿，共同迎接新生命的到来！

7. 避免早产，预防是关键！

早产指妊娠达28周但不足37周时分娩，此时分娩的新生儿称为早产儿。随着我国新生育政策的出台，高危孕产妇增多，早产儿出生率也随之增加，目前，国内早产案例占分娩总数的5%~15%。有些早产发生之前并没有明显的表现，所以预防早产是降低早产儿出生率的重要环节。

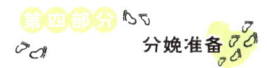

1)引起早产的原因

(1) 孕妈妈方面:①生殖道异常,如子宫颈长度过短、纵隔子宫、子宫颈松弛、子宫肌瘤等;②妊娠合并症与并发症,如妊娠期高血压、妊娠期糖尿病、病毒性肝炎、急性肾炎或肾盂肾炎等;③前置胎盘和胎盘早剥;④胎膜早破。

(2) 胎宝宝方面:①羊水过多或过少;②辅助生殖与多胎妊娠;③胎儿畸形、遗传或染色体异常;④胎位异常(臀位)等。

2)预防早产的方法

(1) 孕妈妈要合理饮食,保持良好的生活习惯、充足的睡眠、愉悦的身心,定期行产前检查。若自觉有阴道分泌物增多、阴道流血或点滴出血、水样液体流出、下腹坠痛,或者1小时内宫缩超过4次等都应立即就医。

(2) 外部造成的伤害也是导致早产的重要原因。有许多早产的孕妈妈在怀孕后期,因不慎被挤、被撞或跌倒而引起早产。因此,到了怀孕后期,孕妈妈外出时一定要注意安全,尽量不去人多聚集的地方。若要去外地生产,应尽早做安排。

8. 孕晚期分泌乳汁正常吗?

孕妈妈在怀孕33周以后,乳房会有少量淡黄色稀薄乳汁溢出,这是传说中的初乳,是正常现象。这是由于怀孕期间乳腺充分发育,为分娩后泌乳做准备,但因为激素间的抑制作用,不会有大量乳汁排出,所以孕妈妈不需要太在意,轻轻将乳汁擦干即可。切记不可行乳房、乳头按摩，因为孕期乳房很敏感，过多刺激乳房、乳头会引起腹部疼痛、子宫收缩、胎动频繁等，容易造成流产或早产。如有上述症状，请立即就医。

孕妈妈产后想要变成"奶牛妈妈"，要提前做到以下几点：

（1）乳汁分泌与产妇的营养、睡眠、情绪及健康状况密切相关，所以孕妈妈要保证充足的睡眠，合理饮食，避免精神刺激。

（2）让胎宝宝出生后及时吸吮，按需哺乳。宝宝吸得越多，大脑得到产奶的信号越多，母乳量自然会增多。

（3）宝宝含乳姿势要正确，如果衔接不当会严重影响乳腺泌乳，容易造成妈妈乳头破溃、皲裂等。

9. 听胎心不能代替数胎动

胎动是胎宝宝在子宫内冲击子宫壁的活动，是孕妈妈自我评价胎宝宝宫内状况简便经济的有效方法之一。一般怀孕 18~20 周开始，孕妈妈能自觉感受到胎动，孕 32~34 周达高峰，38 周后因羊水量减少和空间缩小而有所减弱。胎动在夜间和下午较为活跃，在胎宝宝每次持续 20~40 分钟的睡眠周期消失。

孕妈妈数胎动时一般采取侧躺、半卧或坐位等姿势，避免平卧。尽量在三餐后 1 小时进行，此时胎动逐渐规律。每天早、中、晚各数 1 次，共数 3 次，每次持续 1 小时。一般情况下，1 小时胎动数为 3~5 次，胎宝宝连续胎动间隔时间小于 30 秒计为 1 次，3 次胎动相加后乘以 4 等于 12 小时胎动次数。

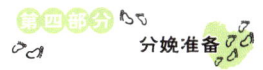

（1）正常：12小时内≥30次。

（2）异常：12小时≤20次。

（3）宫内缺氧：12小时≤10次。

出现胎动异常情况，请立即就医。

注意：虽然听胎心和数胎动都是孕期重要的自我监测方法，但它们不能互相代替。听胎心是通过胎儿监护仪或听诊器听胎宝宝的心跳声音，主要关注胎宝宝的心率和心律，发现胎儿心率异常，如心动过速或过缓，不能直接反映胎宝宝的活动水平；数胎动是通过观察和记录胎宝宝在子宫内的活动次数，关注胎宝宝的活动水平和运动模式，发现胎宝宝活动减少、增多或不规律的情况，不能直接反映胎宝宝的心率。

孕妈妈数胎动时，应保持周围环境安静，心情愉悦，尽量在固定时间、同等状态下监测。每个胎宝宝都有自己的胎动规律，胎动次数和幅度也并不完全一样，孕妈妈可慢慢找出自己胎宝宝的胎动规律。

10. 孕晚期妈妈的小烦恼——尿频、腰酸背痛找上门

怀孕晚期，随着胎宝宝月份的增加，子宫也逐渐增大，对周围器官及组织造成压迫，从而引起孕妈妈腰酸背痛、尿频等症状。

1）尿频

孕晚期孕妈妈体内的血容量大量增加，导致大量额外的液体通过肾的"加工"进入膀胱，引起尿频。同时由于胎头下降进入骨盆腔，

压迫膀胱和直肠，导致尿频现象加重。由于体位原因，通常夜间尿频现象会更明显。

预防尿频的方法：

（1）孕妈妈要保持外阴部清洁、干爽。

（2）多饮水、多排尿，尽量不憋尿，以减少膀胱压力。

（3）睡眠和休息时尽量采取左侧卧位，以减少增大的子宫对输尿管的压迫。

2）腰背酸痛

孕妈妈在孕晚期这段时间内的腰酸背痛，多是因为胎宝宝迅速发育，子宫不断增大，孕妈妈为了保持重心平衡，身体重心后移，腰椎向前突出，使背肌处于持续紧张状态，引起腰酸背痛。

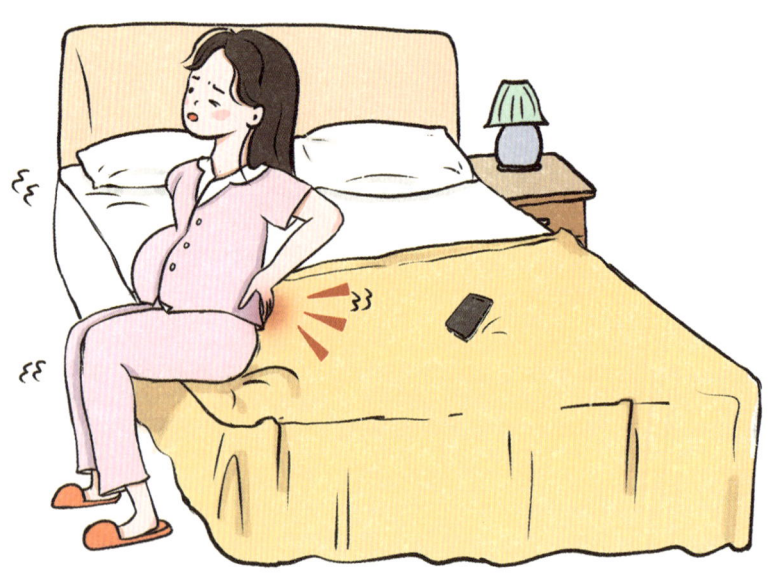

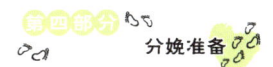

预防腰背酸痛的方法：孕妈妈平日应注意预防，并采取相应措施缓解，防止变成长期的问题。孕妈妈在孕晚期睡觉时，建议采取左侧卧位，减轻对子宫的压迫，保证子宫和胎盘的血流量，减轻下肢静脉曲张的程度。起床时最好先把身体侧向一边，然后借助手的力量把身体慢慢撑起来。孕晚期体重迅速增加，因此每天不要走太久路，尽量穿着软底轻便鞋，适当做一些轻便的家务活动或者孕妇瑜伽等。可以用热水袋敷在痛处做局部按摩，同时适当补充维生素；还可以使用托腹带，分担胎宝宝的一部分重量，缓解其对腹肌和背部造成的压力。

11. 痒在妈妈、伤在胎宝：孕期皮肤瘙痒不能忽视！

孕晚期出现皮肤瘙痒是比较常见的现象，原因有很多，可能是皮肤干燥、皮肤湿疹，也可能是皮肤过敏、真菌感染等。对于这些原因引起的皮肤瘙痒，可以去医院皮肤科寻求专业的治疗。

有一种"痒"，对于胎宝宝有很严重的风险，就是"妊娠期肝内胆汁淤积症"。它是一种孕期常见的妊娠并发症，表现为胆汁酸水平升高和全身瘙痒，主要是由孕期激素变化、遗传因素、免疫系统异常和营养缺乏等原因引起。妊娠期肝内胆汁淤积症不仅影响孕妈妈的安危，还可能导致胎宝宝发生宫内发育迟缓、新生儿窒息、新生儿黄疸、儿童期生长发育迟缓等。首发症状是无皮肤损伤的瘙痒，70%以上出现在怀孕晚期，少数在怀孕中期。瘙痒程度不一，常常呈持续性，白昼轻，夜间加剧。瘙痒一般始于手掌和脚掌，逐渐由肢体发展到面部，多于分娩后 24~48 小时缓解。

为了预防妊娠期肝内胆汁淤积症,孕妈妈应注意保持良好的生活习惯,避免过度劳累,保持情绪稳定。在饮食方面,要保证充足的营养摄入,特别是多摄入富含维生素 B_6、维生素 E 等的食物。

生活中缓解瘙痒的方法:

(1)孕妈妈勿用热水或肥皂水擦洗患处,尽量少抓挠,避免再刺激而加剧痒感。

(2)保持心情舒畅与大便通畅。

(3)尽量少吃刺激性食物,如辣椒、韭菜、大蒜等,多吃新鲜的水果及蔬菜。

注意:不可擅自用药,谨防药物影响胎儿的生长和发育,或引起孕妈妈过敏及药物性皮炎。症状严重者应在医生的指导下用药,如果是妊娠期肝内胆汁淤积症需立即就诊。

12. 孕妈妈如何避免"尴尬病"——痔疮

俗话说"十人九痔",孕妈妈在孕期由于激素水平的变化和子宫压迫等原因容易出现痔疮。那么,怎样轻松解决它呢?

(1)饮食习惯:合理饮食,保持饮食均衡,多吃富含膳食纤维的食物,如蔬菜、水果、全麦面包等,以促进肠蠕动,预防便秘;保持体重适中,有助于减轻对肛门的压力;避免食用辛辣、刺激等食物,以免增加患痔疮的风险;多喝水,维持每日饮水量在 2000 毫升,保持大便湿润,有助于防止便秘和患痔疮。

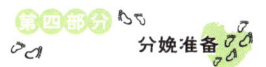

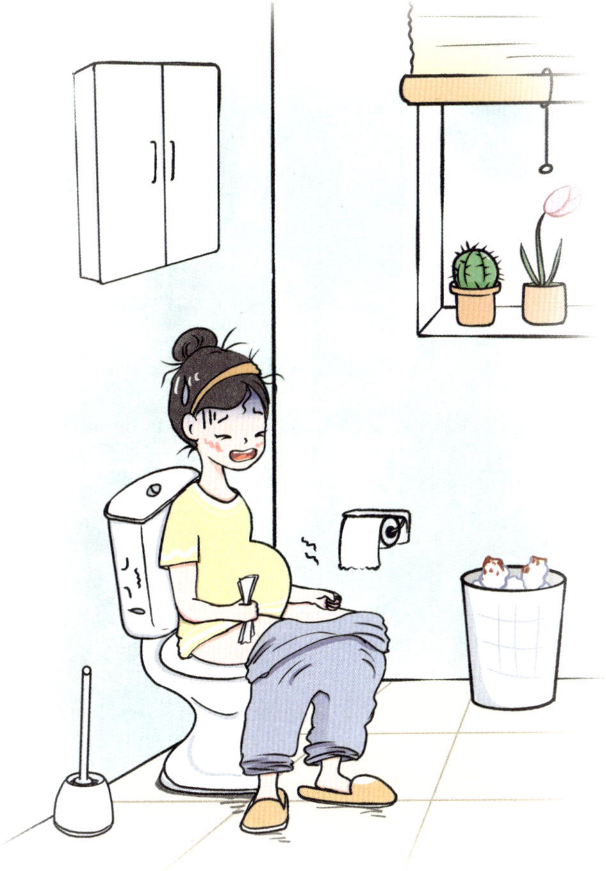

（2）生活习惯：孕妈妈要保持心情愉快，压力和焦虑可能导致便秘和痔疮。养成规律的作息习惯，定时排便，有助于维持正常的肠道功能。避免如厕时间过长，最好控制在 10 分钟以内，否则会导致腹压增高，造成静脉回流不畅。必要时可使用乳果糖。大便后用清水清洗肛门，保持肛门周围清洁干燥，有助于预防感染和痔疮。

（3）合理运动：孕妈妈进行适量的运动，如散步、瑜伽等，能促进肠道蠕动，预防痔疮。避免久坐久站，长时间坐着和站着会增加肛门静脉的压力,容易引发痔疮。建议每隔一段时间站起来走动一下,或在座位上加一个坐垫。

(4)孕期定期产检,以便及时发现和治疗痔疮。

13. "难以启齿"的烦恼——分泌物增多不能掉以轻心!

妊娠期由于激素影响,子宫颈的黏膜变厚,腺体分泌增多,孕妈妈阴道分泌物会增加,这些大多属于正常生理现象,也有的可能是异常的病理现象。

1)生理现象

在孕晚期,由于雌、孕激素水平的影响,阴道分泌物增多,若呈白色,无异味,量不是异常增多,即属于正常变化,无须特殊处理。

2)病理现象

孕晚期若孕妈妈阴道分泌物大量增多,甚至有水样流出,阴道环境变得十分潮湿,病菌乘虚而入,可造成孕妈妈"难以启齿"的烦恼。如出现豆腐渣样或稀糊状的白带,伴有臭味、腥臭味、恶臭味等,颜色呈黄色、黄绿色、灰黄色等,外阴瘙痒、红肿、抓痕等,提示可能发生了妊娠晚期阴道炎,此时不可自行随意用药,需要立即就医。

孕期预防阴道炎的措施有:

(1)每天用清水清洗外阴,保持清洁干燥,更换透气性好、吸湿性强的棉质内衣裤,避免穿着紧身或不透气的内衣裤,以减少细菌滋生的机会。勿使用刺激性较强的洗液清洗,否则可能导致菌群失调而

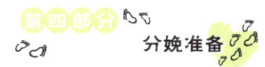

诱发阴道炎。

（2）均衡饮食，多吃新鲜的蔬菜水果，增强免疫力，有助于预防阴道炎。

（3）避免孕期同房过于频繁，以防阴道黏膜受损，增加感染的风险。

（4）孕期如有任何不适，应及时就医，以免延误治疗。

 14. 似胎动，非胎动——那是胎宝宝在打嗝！

胎宝宝打嗝是其在子宫内吞咽羊水后将胃内气体排出体外引起的，与成人打嗝类似，是孕期常见的一种现象，也是胎动的一种类型，通常发生在孕晚期。有时胎宝宝打几下嗝就停止了，有时会持续2~5分钟，有时甚至更长时间。

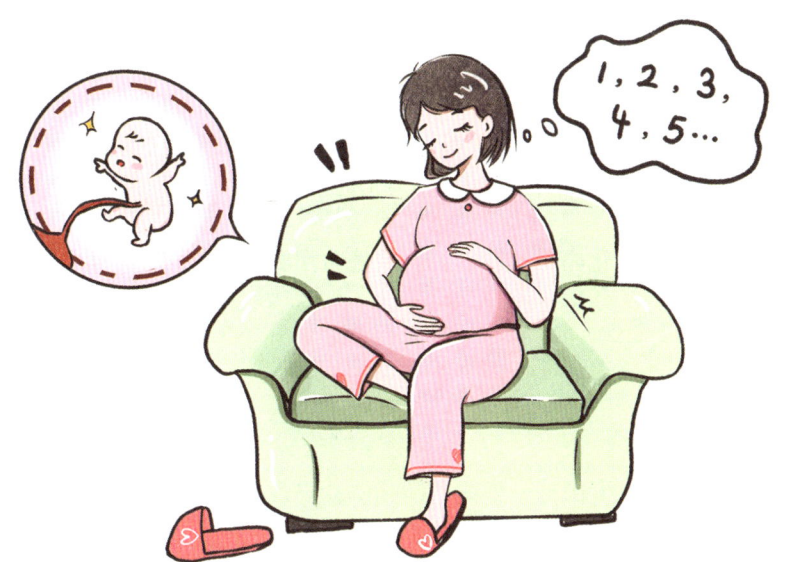

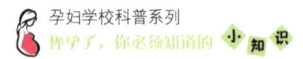

胎宝宝打嗝时,孕妈妈可以明显感受到腹部传来一阵阵有规律的轻微颤动或跳动,有的孕妈妈甚至能够听到胎宝宝打嗝的声音,类似"咕噜"声或气泡破裂的声音。胎宝宝打嗝有助于锻炼肺部功能和呼吸系统,为出生后的呼吸做准备。如果胎宝宝打嗝过于频繁或持续时间过长,则需立即就医。

15. 快速缓解孕晚期胃部不适

胃部不适是孕期常见的症状之一。孕晚期时,胎宝宝不断长大,子宫压迫胃肠道,孕妈妈的胃容量相对减少,消化功能减弱,因此常常会有上腹部饱胀感及胃部灼热感。

那么,如何缓解这些不适的感觉呢?

(1)孕妈妈应保持愉快的心情和良好的心态。孕晚期宜少吃多餐,摄入清淡可口、易于消化吸收的食物,保证营养足够。适当减少脂肪、甜食和水果的摄入,控制米、面等主食的量,以免影响消化。

(2)孕妈妈饭后适当散步,有利于促进胃肠道消化功能,减轻胃部不适感。既往有胃病史的孕妈妈,如果出现持续性疼痛或饱胀感,应及时到医院消化内科就诊,切不要擅自用药。

16. 孕妈妈,你"肿"了吗?

怀孕期间,大部分孕妈妈的腿和脚会出现水肿现象。但你知道吗,水肿也分生理性水肿和病理性水肿。

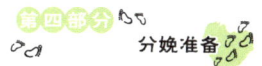

1）生理性水肿

一般发生在孕中、晚期,属于正常现象,孕妈妈不用太担心。一是因为孕期激素水平改变导致液体在组织中潴留,更多的液体被保留在体内为分娩做准备;二是随着孕周增加,子宫压迫下腔静脉导致孕妈妈脚踝部和腿部出现凹陷性水肿,尤其是在下午或者晚上的时候更明显。

缓解方法:

(1) 不要长时间站立,按时休息。

(2) 晚上用热水泡脚,睡觉时将下肢抬高 15~20 分钟,以增加局部血液流通。

(3) 如果手肿胀,将手抬高超过心脏,不要垂在侧方。

(4) 避免穿紧身的衣服和挤脚的鞋子。

(5) 根据医生的意见穿着弹力袜。

2）病理性水肿

一般出现得比较早。孕妈妈可能出现了妊娠期高血压、心血管疾病、肾病等,下肢水肿或全身性水肿休息后也不能消退,这时要立即就医!

缓解方法:

(1) 定期产检,注意观察血压、体重的变化,遵医嘱用药。

(2) 以清淡饮食为主,多吃新鲜蔬菜、水果,摄入优质蛋白,拒绝含脂肪、油类过高的食物。

(3) 根据自己的身体状况选择适当的运动项目。

(4) 保持轻松愉悦的心情,远离紧张、焦虑等不良情绪。

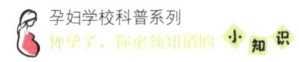

 17. 孕期要细心呵护"心"！

妊娠期，孕妈妈为了满足胎宝宝生长发育的需求，满足子宫扩张和胎盘形成的需要，避免激素水平变化和红细胞生成等原因的影响，血容量会较孕前增加 40%～50%。这也是对妊娠和分娩期出血的一种保护机制。

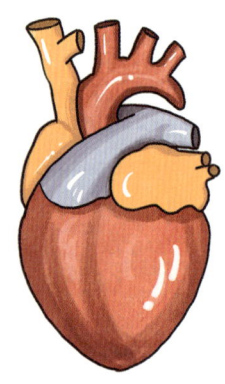

孕妈妈血容量增加，会导致心脏负荷变重，容易出现一些不适症状，如水肿、血压升高等。那么，怀孕期间怎样好好地呵护心脏呢？

首先，孕妈妈整个怀孕期要保证良好的生活习惯，合理饮食，均衡膳食，避免超标摄入盐，进食低脂、低糖饮食，控制血糖、血脂。

其次，孕妈妈要保证充足的睡眠时间及良好的睡眠质量。睡眠是保证孕妈妈和胎宝宝心血管及全身健康的基础，如果长期睡眠不好，容易引起妊娠期高血压、早产、情绪不稳定等危险。

最后，孕妈妈要适当参加运动。运动可增加孕妈妈的肌肉力量和心肺功能，缓解压力，提高睡眠质量，控制体重增长过快，减轻身体负担。

 18. 孕妈妈是 O 型血，新生儿一定会发生溶血吗？

虽然孕妈妈是 O 型血会增加新生儿溶血症的风险，但这并不意味

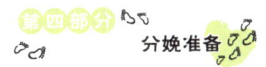

着所有宝宝一定会发生溶血。如果准爸爸的血型是 A 型、B 型或 AB 型，那么宝宝有可能会发生 ABO 溶血症。然而，即使准爸爸和孕妈妈的血型不兼容，也有许多宝宝不会出现任何问题。因此建议在孕期进行血型检查，了解自己和宝宝的血型及健康状况，并采取相应的措施保障宝宝的安全和健康。

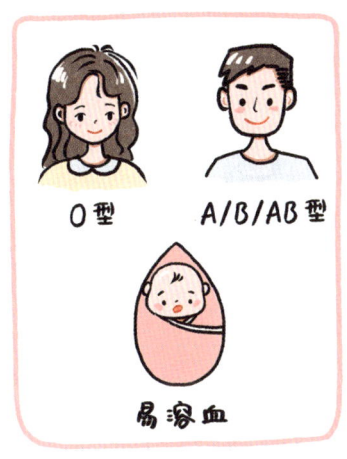
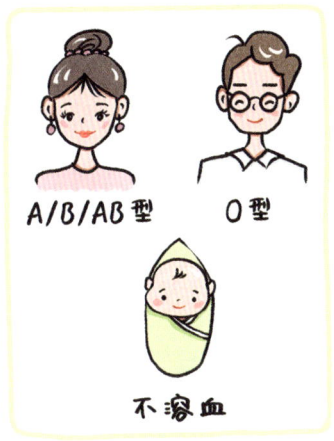

 19. 盘点胎宝宝在"房子里"的各种睡姿

胎宝宝在孕妈妈子宫内非常活泼、好动，会出现各种各样的姿势。

1）孕早期

胎宝宝尚未成形，只是一个很小的胚胎，在孕妈妈肚子里还不会自由活动。

2）孕中期

胎宝宝的个头比孕早期有所增大，但孕妈妈肚子的空间足够大，可任由其翻跟头、伸懒腰，对孕妈妈的肚子"拳打脚踢"。此阶段也是胎宝宝最活跃的阶段。

3）孕晚期

胎宝宝生长迅速，孕妈妈子宫内空间有限，所以其活动也相对减少。大概在孕32周以后，胎宝宝就会固定一个姿势不再改变。此时的姿势关系到能否自然分娩。

那么，胎宝宝体位固定后，会有哪些姿势呢？

（1）头位：即胎宝宝头部朝下、脚朝上，呈倒立状。这是最常见的姿势，也是最适合顺产的姿势。

（2）横位：胎宝宝头朝左（右）、脚朝右（左），横躺在孕妈妈肚子里。这种姿势不适合顺产。

（3）臀位：这种姿势与头位相反，胎宝宝是脚朝下、头朝上的姿势。在孕妈妈肚子里，这种姿势也不适合顺产，医生会建议孕妈妈行剖宫产，以免在分娩过程中胎宝宝出现生命危险。

20. 羊水很重要，过多过少都不行

妊娠期，羊水可维持宫腔温度的恒定，缓解外界冲击力，保护胎宝宝免受损伤，对胎宝宝的生长发育起着重要作用；在分娩过程中，羊水起润滑作用，帮助胎宝宝顺利通过产道。

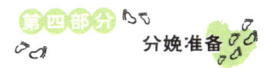

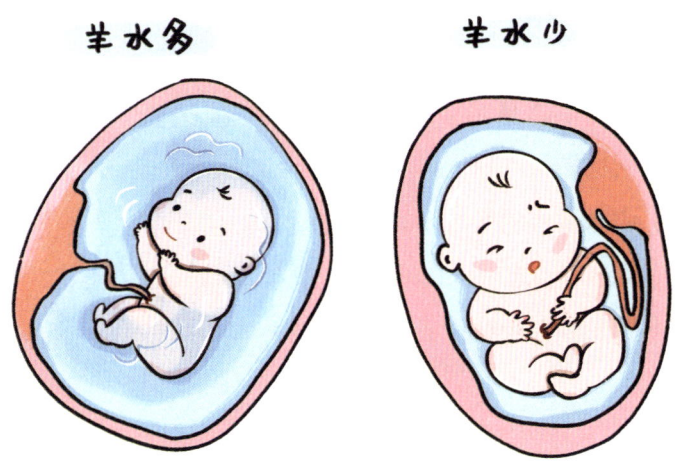

新生命孕育之初羊水就已形成，一直陪伴胎宝宝到出生。羊水量是评价胎宝宝健康和围产期结局的重要指标，孕晚期羊水量一般在300~1500毫升。羊水量的改变被认为是胎盘功能障碍的一个重要指标。胎宝宝可通过羊水的颜色、量、酸碱度的变化，告知他在妈妈肚子里的状况，传递他的健康指数！

1）羊水过多

妊娠期间羊水量超过2000毫升称为羊水过多，是常见的妊娠并发症之一，占足月妊娠的0.2%~2.3%。

（1）对胎宝宝的影响：羊水过多会导致胎宝宝出现胎位异常、胎儿窘迫、早产，胎膜破裂时羊水流出过快可导致脐带脱垂等不良结局。

（2）对孕妈妈的影响：羊水过多，一方面会导致子宫张力增高，影响孕妈妈休息，使血压升高；过高的子宫张力甚至会导致胎膜早破、早产、胎盘早剥的发生。另一方面，还会导致宫腔及腹腔压力增加，严重时可引起孕妈妈心力衰竭。另外，增多的羊水使子宫腔过度扩张，

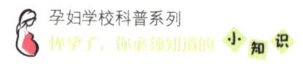

肌纤维过度伸展,导致产后子宫收缩乏力,引起产后出血。

2)羊水过少

妊娠晚期羊水量少于 300 毫升称为羊水过少,发生率为 6%~44%,平均发生率为 12%。

(1)对胎宝宝的影响:羊水过少时,胎宝宝存在生长受限、缺氧的风险,甚至可引起围产儿死亡甚至胎死宫内。

(2)对孕妈妈的影响:羊水过少导致手术分娩率和引产率增加。

21. 羊水破了,第一时间该怎么做?

羊水破裂又称胎膜早破,是指临产前胎膜发生自然破裂。孕妈妈如果在家中突然感觉有较多液体自阴道流出,就像尿裤子了一样,可能是发生羊水破裂啦!此时不要过于紧张,立即平躺或者采取左侧卧位,放松心情,在臀部下方垫一个小软枕,保持头低臀高的体位,避免羊水流出过多发生脐带脱垂。同时拨打"120",等待医院接诊。

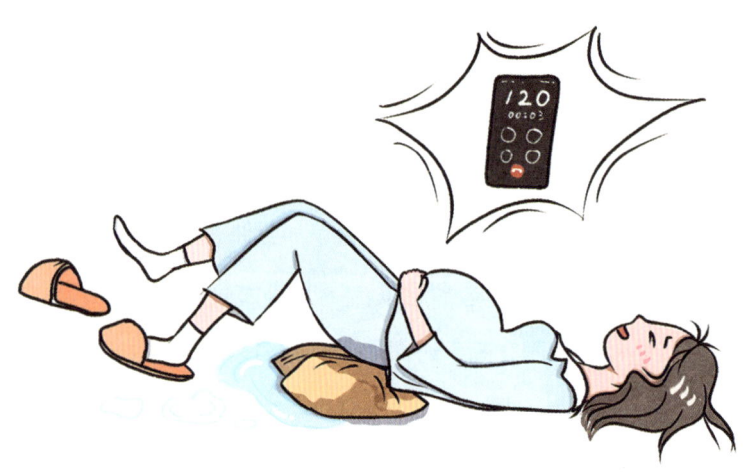

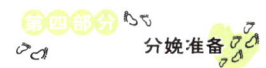

22. 羊水和小便，别傻傻分不清楚

羊水和小便在来源、成分和功能上有明显的区别，孕妈妈可通过以下 4 种方法进行区别。

（1）流出部位：尿液从尿道口流出，羊水从阴道流出。

（2）颜色、气味：羊水是半透明且无味的，可能伴随有胎儿的胎脂；尿液是肾脏产生的代谢产物，一般呈黄色或淡黄色，有淡淡的氨臭味。

（3）感受：羊水自阴道持续、不受控制地流出，排尿后也无缓解；尿液自尿道流出，液体不会太多，流完之后会停止，可以受自己控制。

（4）检测：可以用 pH 试纸检测。羊水的 pH 值偏碱性，数值为 7.0~7.5。

23. 宝宝的"退房"时间如何推算？

宝宝在"妈妈"牌温暖房间里越长越大，最终要来和我们见面。那如何推算胎宝宝的"退房"时间（即预产期）呢？

预产期一般是根据孕妈妈末次月经的时间推算的，适用于月经周期规律，又能准确记忆末次月经来潮日期的孕妈妈。从怀孕到分娩大约需要 280 天，以末次月经的第 1 天为基础，在末次月经的月数上减 3 或加 9、日数上加 7，便可以获得预产日期。月经周期不准或对末次月经来潮日期记忆不清的孕妈妈可以根据同房日期、第1次感觉胎动的日期、出现早孕反应时间、尿妊娠试验阳性时间、子宫底的高度、B超检查的孕周、NT检查等综合推算预产期。

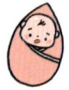
24. 孕晚期"见红"不要怕

很多孕妈妈越是接近预产期，内心就越紧张，老是担心自己是不是快生了。其中最好奇的问题就是，万一见红了怎么办，要去医院吗？

孕晚期出现少量阴道流血，是马上要生了吗？不一定。大多数孕妈妈出现阴道少量流血后24~48小时内会自然发动分娩，但有些孕妈妈可能数天内都不会有反应。若阴道流血较多，达到或超过月经量，伴有腹痛或压力感，可能是病理性产前出血，常见原因有前置胎盘或胎盘早剥，应立即入院就诊。

25. 胎儿入盆是什么感觉？

胎头双顶径进入骨盆入口平面，颅骨最低点接近或达到坐骨棘水平，称为衔接，俗称"入盆"。

通俗来讲，就是胎宝宝在羊水和胎膜的包围中，以头朝下、臀朝上、全身蜷缩的姿势，让头部通过孕妈妈的骨盆入口进入骨盆腔，从而使身体的位置得到巩固。产科医生可以通过产前检查，判断胎宝宝到底有没有入盆。

胎头入盆后孕妈妈的变化：

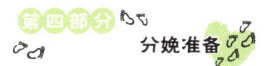

（1）孕妈妈肚子形状改变，像圆而硬的柚子一样。

（2）膀胱及直肠被子宫挤压，孕妈妈会出现尿频、便秘等症状。

（3）胎体下降后，被挤压的胃部得到释放，孕妈妈的胃口变大、变好，呼吸变得轻松。

（4）子宫高度会下降至肚脐和剑突之间。

（5）胎宝宝的胎动比以前相对减少。

（6）阴部和骶尾处有坠痛感。

（7）宫颈被压迫，出现腹部阵阵发紧等假性宫缩。

26. 这样呼吸可以减轻分娩疼痛！

分娩疼痛是孕妈妈在分娩过程中必然经历的一种不舒适体验，是孕妈妈最关注的问题之一。分娩过程中可以通过有效的呼吸方法缓解分娩疼痛，这就是拉玛泽呼吸法。它是非药物镇痛的有效方法，其基本原理是通过改变呼吸模式，将身体从紧张、焦虑和恐惧的状态中解放出来，转移孕妈妈对分娩疼痛的注意力，达到有效减轻产程中的疼痛、改善孕妈妈身体和心理健康状况的目的。

建议从妊娠 7 个月开始学做拉玛泽呼吸法，直至分娩，同时通过专业人员指导掌握呼吸技巧。

拉玛泽呼吸法具体怎么做，我们一起来看看吧！

（1）廓清式呼吸：鼻子深吸气，口缓呼气。

（2）胸式呼吸：鼻吸气、口呼气，腹部保持放松状态，呼吸匀速。

(3) 浅而慢加速呼吸：吸气，口呼气。

(4) 浅呼吸：微张嘴呼气，保持高位呼吸。

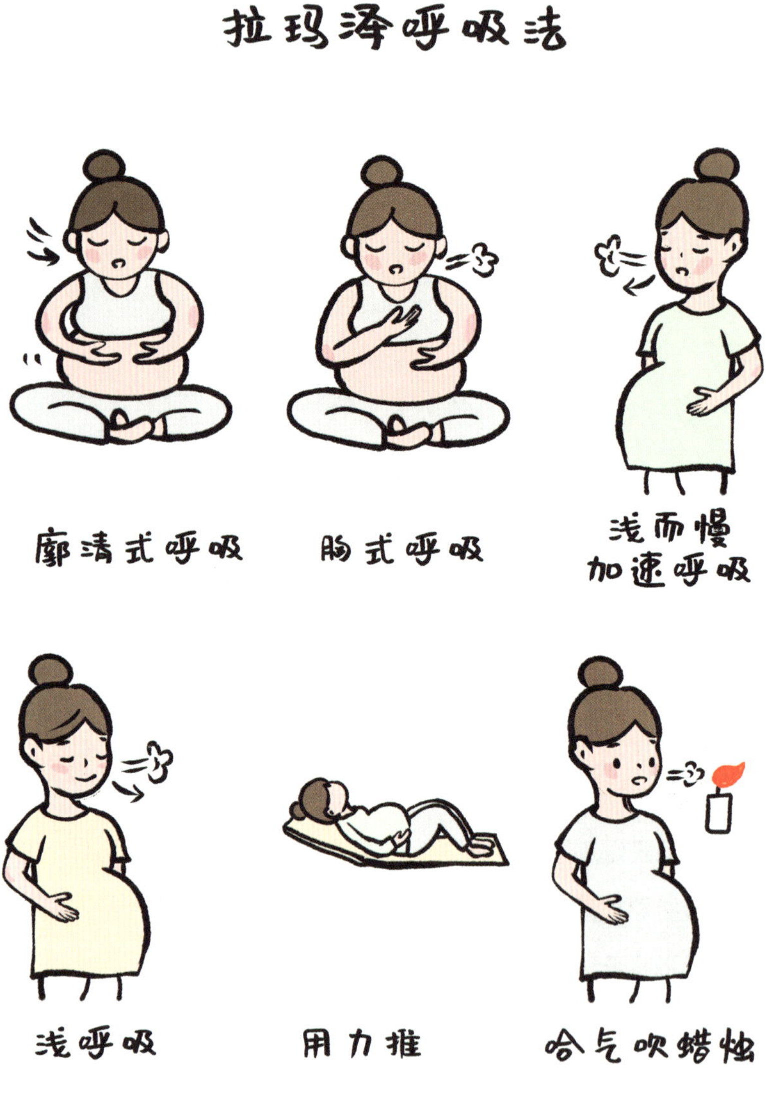

拉玛泽呼吸法

廓清式呼吸　　胸式呼吸　　浅而慢加速呼吸

浅呼吸　　用力推　　哈气吹蜡烛

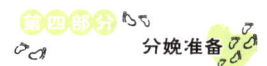

（5）闭气用力呼吸：宫口开全时大口吸气后憋住，增加腹部压力，等子宫收缩后结束。反复进行。

（6）哈气运动：当胎头娩出时采用哈气动作，喘息式急促呼吸，全身放松。

27. 快速分辨真、假宫缩

真性宫缩有时间规律，2次间隔时间为5～6分钟，宫缩的持续时间约30秒或以上，宫缩的强度持续增加、间隔时间越来越短、疼痛感越来越明显。当孕妈妈出现真宫缩时要保持冷静，深呼吸并尽量放松身体，避免紧张和焦虑。

假性宫缩没有时间规律，且持续时间短（不超过30秒），是胎宝宝下降时刺激子宫下段造成的。假性宫缩有四大特征：无周期性，无规律性，痛感类似痛经，持续时间短。当孕妈妈出现假宫缩后，尝试改变不同的体位，找到最舒适的姿势或休息后可缓解。

28. 侧切和裂伤哪个更可怕？

顺产时，迟迟不能完成分娩或者有可能造成严重裂伤的时候会选择侧切，而且侧切的伤口小、恢复快。会阴裂伤是分娩过程中最常见的并发症之一，临床上大部分孕妈妈都会经历不同程度的会阴裂伤。孕妈妈是否需要侧切，以及会阴的裂伤程度，与胎宝宝大小、产程是否顺利、会阴条件等密切相关。

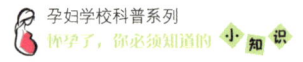

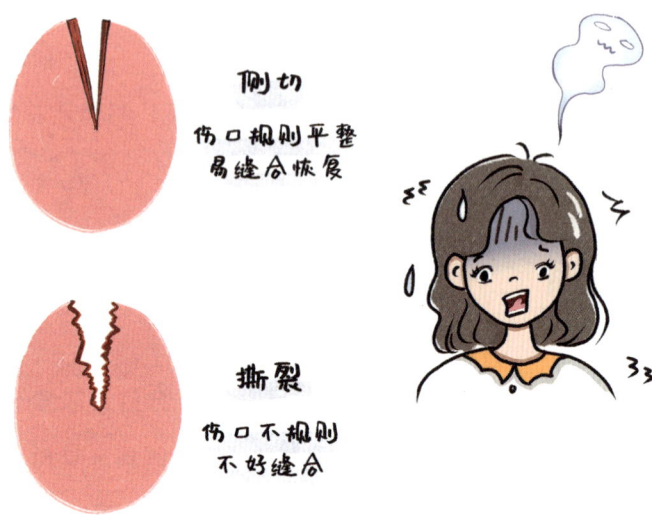

 29. 顺产后骨盆会变大吗？

  无论是顺产还是剖宫产，骨盆都会发生一些生理变化。怀孕 4 周后，身体开始分泌可以使韧带松弛的激素，使关节部分变得柔软。分娩时因为这些物质的作用，骨盆变得松弛，以便让分娩更加顺利。在这个过程中，骨盆的骨结构本身并不会发生显著改变，但韧带和肌肉会因为生产过程中的拉伸和用力而变得松弛。此外，由于怀孕期间体内激素水平的变化以及体重增加等因素的影响，骨盆周围的脂肪也会有所积累。虽然骨盆的结构不会发生变化，但是这种松弛和脂肪积累会影响骨盆的外观和功能。许多孕妈妈产后会出现骨盆变宽的现象，这是因为韧带松弛使得骨盆关节之间的间隙增大，从而使整个骨盆看起来更宽。这种现象被称为"产后骨盆扩张"。

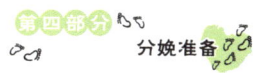

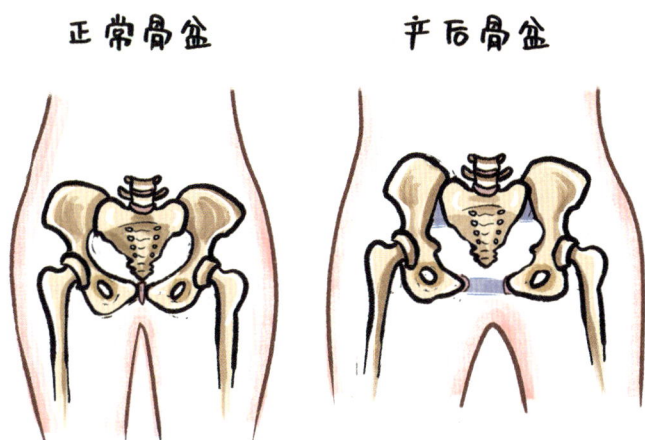

 ## 30. 亲友如何对孕中期的妈妈进行情感支持？

作为一个特殊群体，孕妈妈对社会支持的需求不同于一般人群，主要表现为亲友对其看法、行为的认可、表扬和鼓励。所以，对孕妈妈要给予情感、物质、信息和评价 4 个方面的社会支持，让孕妈妈从家人、朋友处获得更多的归属感和被爱感，有利于孕妈妈保持正面情绪，减少不良情绪的发生。

（1）情感支持：家人、朋友能提供给孕妈妈最重要的东西就是情感上的支持，因此可多说能让孕妈妈感到自己有价值的话语，比如"亲爱的，你正在创造新生命，你是如此的坚强和勇敢""你不是一个人在战斗，我们会一直陪在你身边，我们会给你最大的支持和关爱，无论身体或情感遇到问题，不要犹豫，向我们倾诉，与我们分享你的喜怒哀乐"等。

（2）物质支持：送孕妈妈温馨的礼物是体贴和关心的表现，比如可送孕妈妈护腰枕、营养品、按摩油、孕妇服等有形礼物，或者帮助孕妈妈做饭、打扫卫生等。

（3）信息支持：给孕妈妈送祝福卡片、发祝福信息，提供可靠的信息、指导、意见或建议。或是给孕妈妈提供一些需要的特殊知识等。

（4）评价支持：具有相同经历的女性，可通过分享自己的故事，对孕妈妈进行正面激励，鼓励其克服困难，度过女人生命中最美的时段。

31. 孕期控盐很重要！

孕妈妈的饮食应遵循"多样化、均衡、适量"三大原则。在摄入充足营养的前提下，要避免摄入过量盐分、糖分和脂肪。整个孕期饮食不宜太咸。世界卫生组织建议，孕妈妈每天盐的摄入量要少于5克。如果摄入的盐分过多，会引发孕期高血压，导致死胎、胎儿发育不全等情况。尤其是有糖尿病、高血脂、高血压、肾脏病的孕妈妈，更需要严格控制孕期对盐的摄入总量。

32. 临产饮食攻略

产时营养作为生产过程中的关键环节，与产程中能量供应密切相关，孕妈妈通常会由于进食少、消耗大，导致产程中能量摄入远低于能量消耗，从而造成产程延长、剖宫产率增加、新生儿低血糖等不良

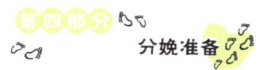

结局。

因此,产程中饮食摄入以供能高、供能快、易消化为原则,结合助产士、产科和麻醉科专家意见,明确可以进食的食物种类有:软食(馒头、软饭、面条、蒸蛋等),半流质(稀饭、细面条、馄饨),流质(米糊、浓汤、膳食匀浆等),液体(含糖饮料、无气泡果汁、水、咖啡因含量适当的茶或咖啡、运动饮料等)等。避免进食的食物种类如巧克力、高蛋白饮料、水煮蛋、高纤维水果等。

33. 孕晚期怎么动才安全不伤胎?

孕期运动对于促进母婴健康发挥着积极作用,但孕晚期接近临产,要随时警惕早产发生,所以孕妈妈不适合做强烈的运动。建议选择有氧运动,一般来说,散步和瑜伽是最好的。练习一些促进分娩的动作,比如盘腿坐,可以增强背部肌肉力量,增加大腿和骨盆的灵活度,改善下半身血液循环。

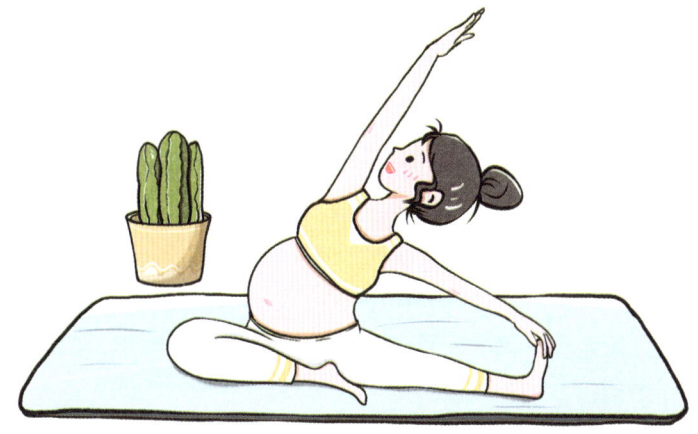

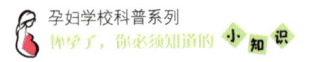

孕期禁止运动的孕妈妈包括：患有妊娠期高血压、未控制的慢性高血压、妊娠合并心脏病、前置胎盘、多胎妊娠、胎儿生长受限、胎膜早破、先兆早产、子宫颈环扎术或子宫颈机能不全等。

34. 产前运动操——腰、腿部运动和呼吸运动

产前体操和呼吸技巧，有助于孕妈妈缓解疼痛压力，锻炼骨盆、腹部及会阴部肌肉弹性，为分娩做准备。

下面跟着我们一起动起来吧。

（1）腰部练习：孕妈妈双手扶椅背站立，慢慢吸气，通过手臂将全身重量集中在椅背上，脚尖立起，抬高身体，挺直腰部；呼气时，手臂放松，恢复站立姿势。同样的动作早晚各6次，有助于减轻分娩时的腰部疼痛。

（2）腿部练习：孕妈妈借助椅子，双手扶住椅背，左腿固定站牢，右腿稍稍抬起离开地面，然后悬空画圈。一侧完成后换另一侧腿重复动作。每天早晚各6次。

（3）呼吸练习：拉玛泽呼吸法。拉玛泽呼吸法必须在孕妈妈身心完全放松的情况下练习，并且贵在坚持！面对分娩过程中的疼痛时，保持理智，努力坚持呼吸才是起效的根本。

注意：如果孕妈妈出现阴道流血或下腹疼痛等症状，必须即刻停止练习并及时就医。

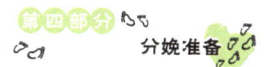

 ## 35. 多爬楼梯可以生得更快吗？

孕期多运动对孕妈妈和胎宝宝都有益处。孕妈妈合理运用肌肉放松技巧进行运动可减轻恐惧、紧张和焦虑等情绪，降低分娩疼痛，增加分娩信心，减少疲劳感，缩短产程，减少产后出血，同时可有效控制胎宝宝体重，有助于自然分娩，降低剖宫产率。

但孕期运动量要以运动过程中孕妈妈能与他人正常交谈，无宫缩、阴道流血、耻骨联合痛等为宜，并且运动项目首选不是爬楼梯。因为孕晚期孕妈妈肚子大使重心发生变化，容易跌倒；体重的增加，会加重膝关节摩擦和脊柱的压力，容易出现膝关节受损和腰背酸痛；下楼梯冲击力较大，容易造成生理性宫缩甚至胎膜早破。

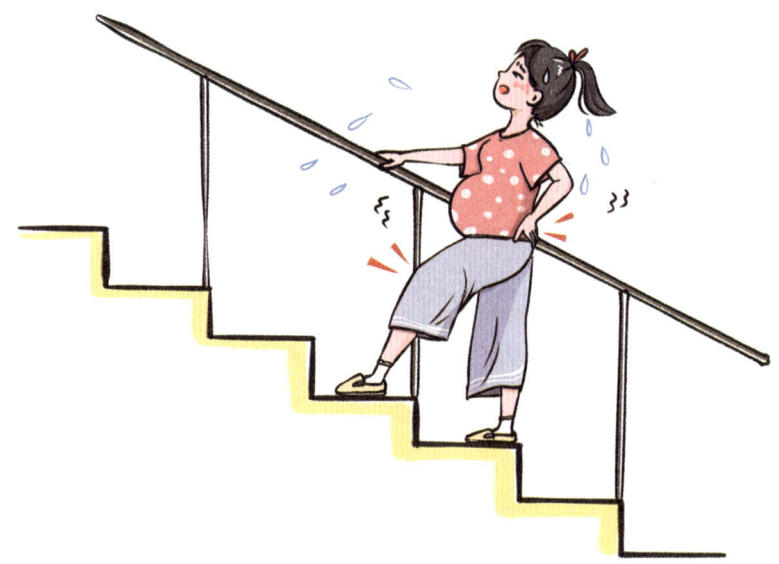

孕妈妈可以咨询产科医生和助产士,他们会根据孕妈妈的生活习惯、心理状态、妊娠合并症等综合情况,制定个人运动计划。家属可以陪同一起运动。也可通过医院定期举办的孕妇学校课程参加运动项目,其运动内容包括:孕妇简易瑜伽、分娩球运动操、盆底肌训练、拉玛泽呼吸训练、抱膝屈髋屈膝位训练等。

36. 胎宝宝能不能自己摆脱脐带绕颈?

脐带绕颈是指在各种因素的影响下,导致脐带缠绕胎宝宝颈部,形成类似于"围巾"的形态。其中以绕颈1周最为常见,3周及以上的发生率相对较低,为0.2%。孕晚期脐带绕颈的发生率为15%~34%。另外,随着孕妈妈年龄的增长,脐带绕颈的发生率随之提升,严重威胁胎宝宝的安全。

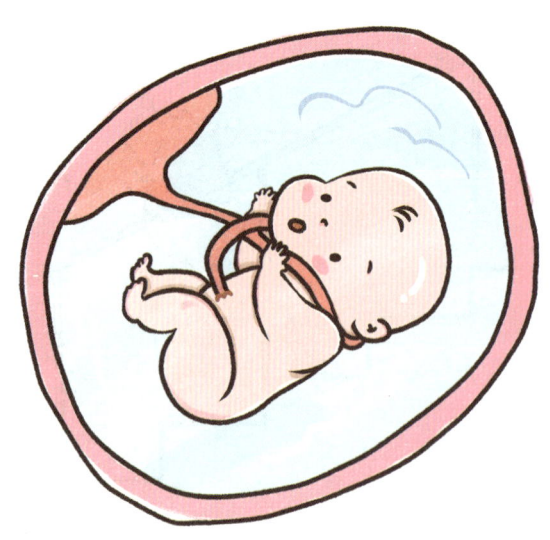

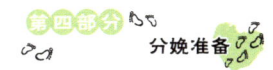

导致脐带绕颈的因素包括：脐带过长、胎动频繁、羊水过多、胎宝宝较小等。胎宝宝在活动过程中，如果向相反的方向活动，很有可能会从脐带中绕出来。但是如果一直朝一个方向活动，脐带可能会越缠越紧、越缠越多，甚至出现脐带扭转、脐带打结的情况，这时候就会非常危险。

注意：当发生脐带绕颈时，一定要密切关注胎宝宝的生长情况，尤其要关注胎宝宝的胎心和胎动，如有异常应及时就医。

37. 孕晚期待产包清单

孕妈妈待产包里面准备的物品因人而异，大致会涵盖以下用品：

妈妈用品	宝宝用品
洗漱用品：盥洗用具1套，梳子、浴帽各1个，棉质毛巾3条（分别用于擦脸、身体和下身），小方巾2条（擦洗乳房），小脸盆2个	喂乳用品：婴儿勺1个、奶杯、奶粉1罐、奶瓶1个（纯母乳喂养不用准备奶粉及奶瓶）
生活用品：带吸管的水杯1个，前开襟的内、外衣各2套，棉质内裤4条，棉拖鞋1双，棉袜2双，哺乳文胸2件，溢乳垫，便于哺乳的前扣式睡衣，棉内裤，收腹带1条，棉柔巾2包，湿、干纸巾各2包，大、小卫生巾各2包，产后卫生棉1包，月子帽，马桶垫，产褥垫2包	婴儿生活用品：包被3个（厚1个，薄2个），贴身衣物4~5套，帽子，袜子，护臀霜，婴儿棉柔巾、湿巾各2包，尿不湿，婴儿润肤油，小盆子2个

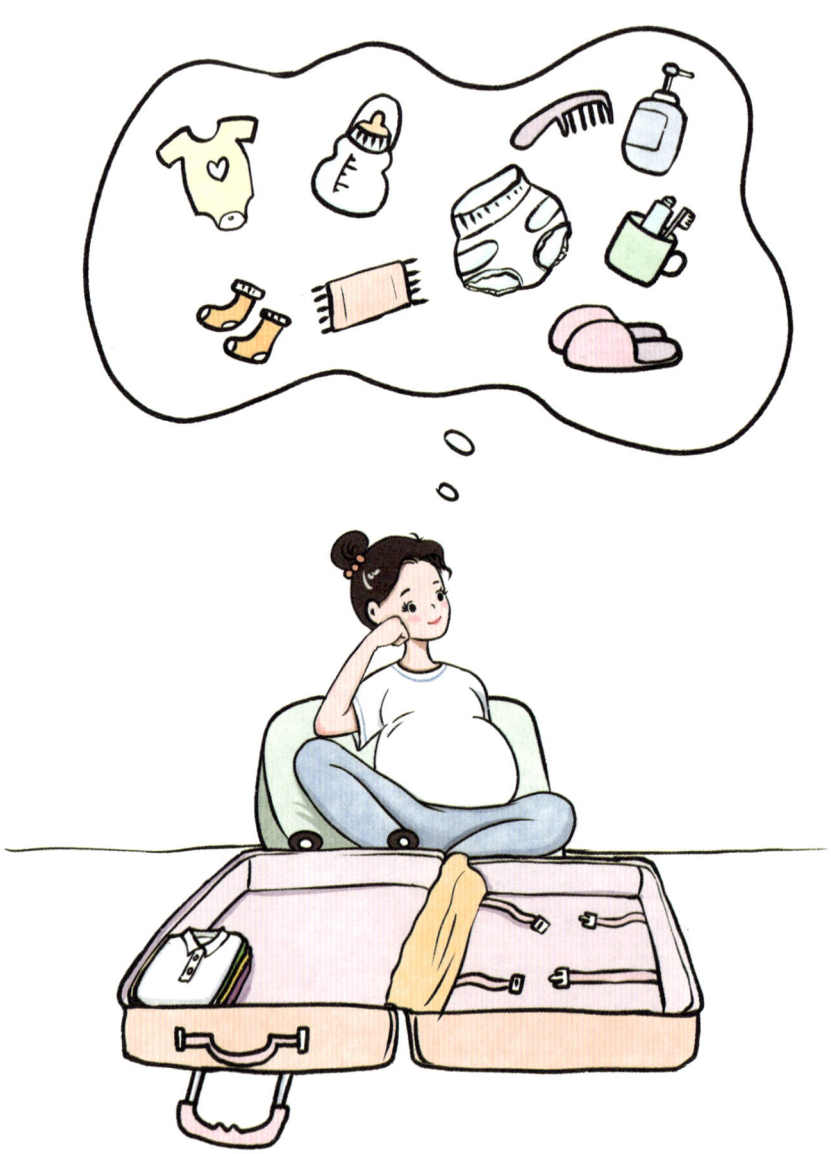

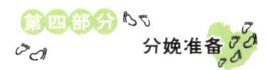

38. 孕妈妈专属入院准备攻略

孕晚期，为了避免临产时手忙脚乱，孕妈妈、准爸爸需要提前准备以下事项：

1）初步选择分娩方式

分娩方式包括阴道分娩和剖宫产。孕妈妈孕晚期通过门诊产科医生系统的产前检查和助产士的专业指导，对分娩方式有了初步的了解，如果不存在剖宫产指征则首选阴道分娩。但具体的分娩方式需要入院后完善各种检查，并且根据产程进展及胎宝宝在宫内的情况具体分析，选择对母婴最安全的分娩方式。

2）做好心理准备

（1）阴道分娩：阴道分娩的孕妈妈要提前做好心理准备，临产后便要开始忍受强而密的规律腹痛直到分娩结束。随着产程的进展，疼痛的程度会不断加重，尤其是宫口开全需要用力时，会又疼又累甚至极度疲劳。因此，需要孕妈妈做好充分的心理准备，勇敢坚强，不惧怕疼痛，根据需要进饮食，保存体力，避免过多、过早消耗体力。

（2）剖宫产：选择剖宫产的孕妈妈需提前了解术前注意事项，术后饮食、活动、母乳喂养等。同时，在忍受腹部伤口及宫缩疼痛时尽早做翻身、伸屈下肢、踝关节活动等，促进肠蠕动以便尽早排气，防止肠粘连及静脉栓塞发生。

3）做好身体准备

孕妈妈进入孕晚期后尽量少去或不去人多的地方，避免接触有害物质，防止感染；合理饮食，补充营养，劳逸结合，保证充足睡眠，随时准备为分娩提供能量，以良好的状态迎接新生宝宝。

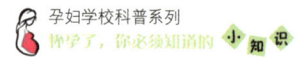

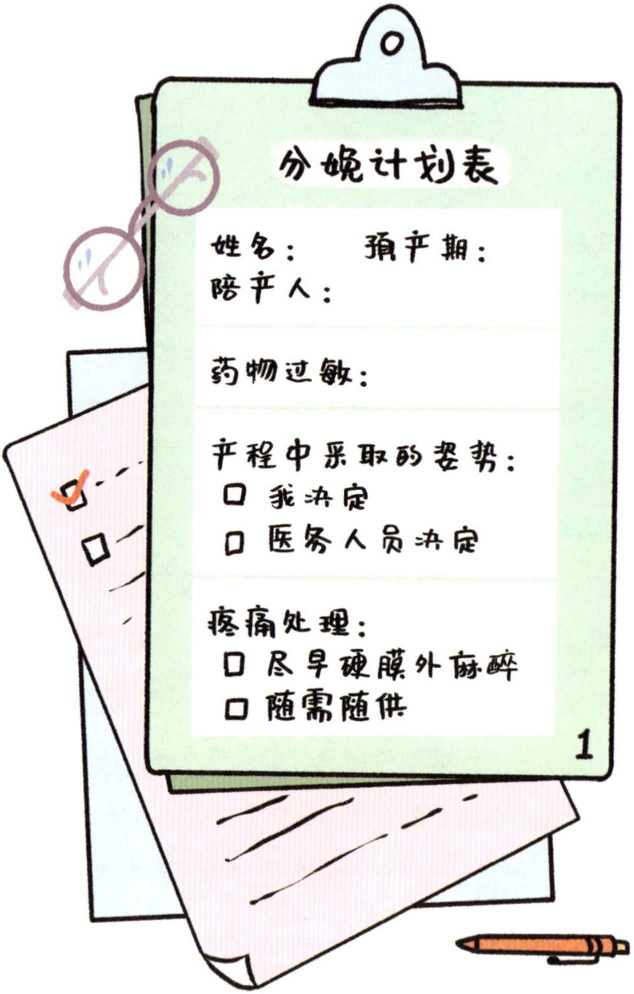

分娩计划表

姓名：　　　预产期：
陪产人：

药物过敏：

产程中采取的姿势：
☐ 我决定
☐ 医务人员决定

疼痛处理：
☐ 尽早硬膜外麻醉
☐ 随需随供

4）做好物资准备

准备好医院相关文件，如产检报告、孕妈妈档案、医保卡、现金或银行卡、待产包，以及孕妈妈和准爸爸的身份证等。

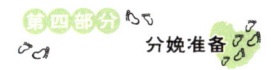

第四部分 分娩准备

39. 孕妈出现以下情况需要立即去医院!

孕妈妈临近预产期,在兴奋之余总免不了担心,不知什么时候该去医院。选择适当的住院时机非常重要。无并发症的初产孕妈妈规律宫缩时就可以去医院;经产孕妈妈因有过分娩经历,产道比较松弛,临产的征兆往往并不明显,有时仅稍感腰酸、腹坠,一旦临产,往往产程迅速,有发生急产、产道裂伤、院外分娩的可能,因此一旦稍有征兆应提前住院。同时,怀孕超过 41 周仍无分娩征兆者,应住院待产。有以下情况者,如早破水、胎动异常、见红或是阴道流血多等,应立即到医院就诊。

40. 准爸爸陪伴分娩,让爱更近一点!

孕妈妈在分娩过程中,因为强烈的宫缩疼痛,以及不同程度的焦虑、紧张、恐惧、孤独等,尤其渴望来自信任的人的陪伴和支持。为了达到有效陪伴,首选准爸爸。准爸爸在陪产过程中可提供心理安慰及生活照顾,使孕妈妈情绪稳定,增强孕妈妈的安全感和分娩信心。

41. 宝宝即将降临,准爸爸准备好了吗?

临近预产期,准爸爸也要做好充分准备,因为生孩子并不是孕妈

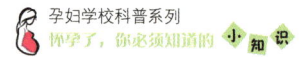

妈一个人的事。那么，准爸爸需要做什么准备工作呢？

做孕妈妈的好帮手！

（1）熟悉待产包：孕晚期，孕妈妈由于失眠、尿频等身体原因，每天都很疲惫。准爸爸应该做一名好帮手，帮助孕妈妈准备待产包并分类装好。

（2）陪伴：随着预产期的接近，孕妈妈会有期待和欣喜，也会不自觉地产生焦虑、恐惧、紧张等情绪。准爸爸要多多陪伴，让孕妈妈获得踏实感和幸福感；还应该提前熟悉医院的路线和环境，以应对突发情况。

（3）学习相关护理知识：孕妈妈在孕晚期会出现腰酸背痛、水肿等各种不适，准爸爸可以学习按摩手法，每天给孕妈妈按摩，缓解其身体负担。准爸爸还可以提前学习如何更换产褥垫，以及如何给宝宝洗澡、洗屁屁、换尿不湿、包包被、拍嗝、哄睡等操作，做好迎接新生命的准备。

（4）和孕妈妈一起做运动：孕晚期时，孕妈妈一定要适当做些运动，因为运动一方面有助于恢复身体机能，另一方面也有利于胎宝宝发育。但是，此时的孕妈妈行动不便，所以准爸爸可以陪着孕妈妈一起散步。

42. 导乐陪伴——孕妈妈的小福音！

导乐是希腊语"Doula"的音译，是国际产科界积极提倡的一种以产妇为中心的全新产时服务模式。导乐陪伴通过产前、产时及产后给

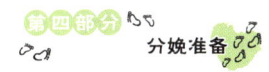

予孕妈妈全面支持，营造舒适的分娩记忆，从而提高助产质量，辅助顺利分娩。

导乐陪伴分娩的优点有：

（1）以孕妈妈为中心，提供正常分娩的知识，降低难产的发生率，促进积极的分娩结果。

（2）为孕妈妈在生理上提供足够的帮助、在心理上给予安慰、在情感上给予支持，使其建立充分的分娩信心，使整个产程在放松、关怀和鼓励中进行。

（3）疏解孕妈妈的不良情绪，缩短产程时间，降低产后出血的发生率。

（4）"以人为本"的服务理念有利于缓解疼痛，改善妊娠结局，降低剖宫产率，提高产科服务质量。

（5）促进乳汁分泌，降低产后抑郁的发生率。

 43. 使用无痛分娩后真的一点都不痛吗？

孕育胎宝宝是件幸福而坎坷的事情，在期盼胎宝宝到来的同时，大多数孕妈妈都会惧怕未知的生产之痛。随着无痛分娩走入孕妈妈视线，大家对它的评价也是褒贬不一。有些孕妈妈担心影响产程及宝宝，有些孕妈妈则直呼看到了希望。

从理论上来讲，分娩镇痛可以做到完全无痛。但因为各种原因，完全无痛难以实现，比如有些孕妈妈使用药物镇痛后，会出现双脚无力，进而出现恐慌；有些孕妈妈突然感觉没有了宫缩痛，怕产程会延

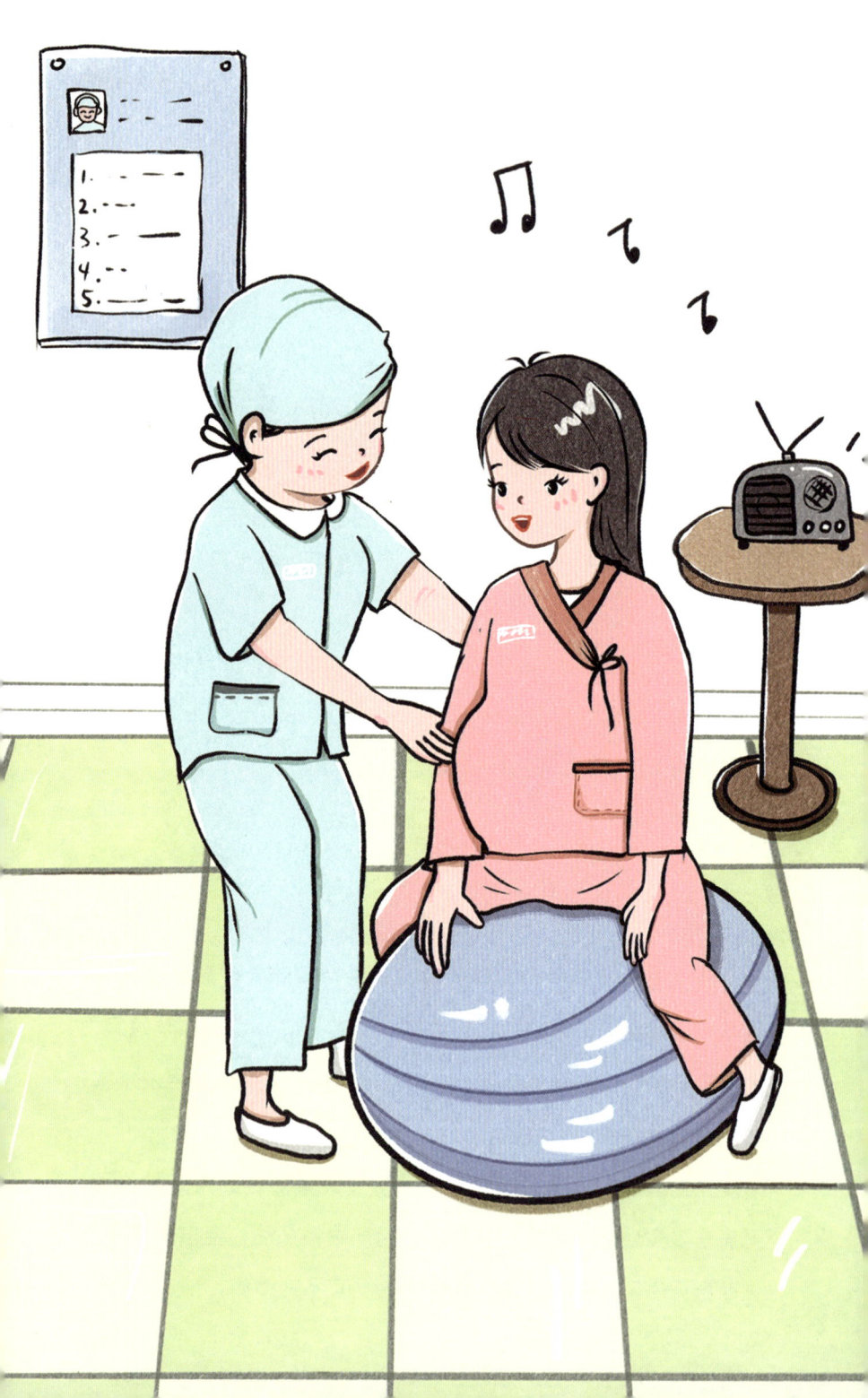

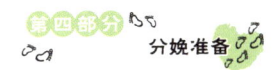

长,从而产生焦虑。所以,一般在孕妈妈宫口开至2~3厘米时,麻醉医生会根据个体情况,确定用药方案和剂量,以确保整个分娩过程无痛或者疼痛较轻,达到满意的镇痛效果。一般镇痛效果会持续到分娩结束。如果孕妈妈在宫口扩张2~3厘米时没有实施药物镇痛,在后面的产程中仍然可以根据个人意愿进行操作。行分娩镇痛后,医护人员将定时监测孕妈妈的生命体征,如胎心变化、产程进展、疼痛是否减弱,以及有无恶心、呕吐、头痛、皮肤瘙痒、下肢活动不便、排尿不畅等。一旦出现不良反应,会及时处理。

注意:并不是每个孕妈妈都适合药物分娩镇痛!

在实施硬膜外麻醉镇痛前,需要经过产科医生、麻醉医生和助产士的专业评估,有阴道分娩禁忌证或麻醉禁忌证、胎位不正、凝血功能异常、背部外伤手术史、脊柱手术史、颅内高压等的孕妈妈不适合行药物分娩镇痛。

44. 除了药物镇痛外,还有其他缓解宫缩痛的方法吗?

除了药物镇痛外,还有非药物镇痛方法!非药物镇痛是指孕妈妈进入产程后,由专业的助产士在分娩过程中实施"一对一"的陪伴,给予孕妈妈心理、生理和情感上的支持。另外,非药物镇痛还有一个突出的特点,即孕妈妈的配偶及家人可以全程参与陪伴,积极给予孕妈妈帮助、鼓励和安慰,有效缓解孕妈妈的焦虑情绪。

非药物镇痛操作简单、易行、安全,对孕妈妈和胎宝宝的不良影

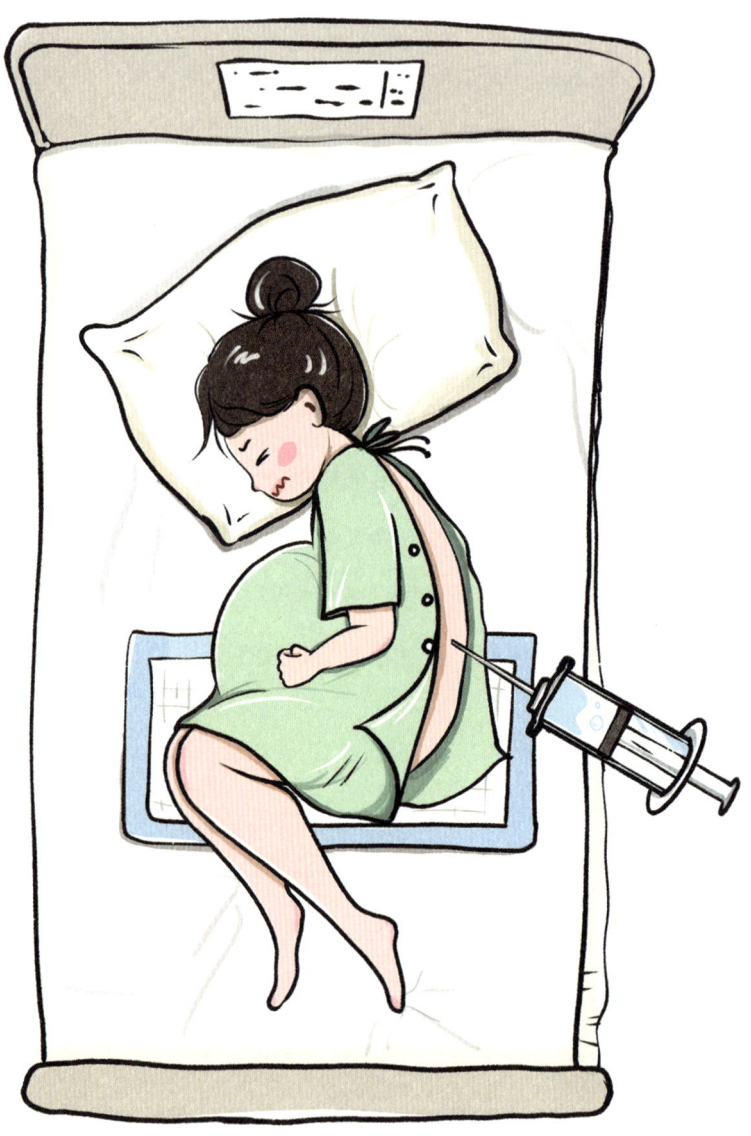

响较少,包括:陪伴产妇,心理技术知识的应用,拉玛泽呼吸法,按摩,分散注意力,针灸、电针灸刺激,淋浴或水中待产,冷、热敷,想象和暗示。

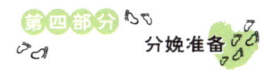

45. 孕晚期睡姿大揭秘

孕妈妈的睡眠质量十分重要，但因怀孕后激素分泌水平的变化、饮食习惯改变、尿频、睡姿不好等导致睡眠变差都是正常现象，孕妈妈们不要担心。那么，应该怎样解决这些问题呢？

（1）营造舒适的睡眠环境：为了保证胎宝宝发育良好，一定要给孕妈妈营造安静舒适的睡眠环境。良好的睡眠环境会改善入睡困难的情况，如降低环境周围的噪声，使用柔和灯光，保持适宜的温度和湿度。

（2）养成良好的睡眠习惯：孕妈妈要养成规律的睡眠习惯，定时入睡和起床。睡前保持情绪安稳，听听舒缓的音乐，有助于胎教和安然入睡。怀孕之后，孕妈妈生活作息难免会发生改变，但要记住每天应保证充足的午睡时间。睡午觉可以使孕妈妈神经放松，消除劳累，恢复活力。

（3）保持适当运动：怀孕后可以适度参加一些运动，运动时大脑中会分泌内啡肽，有助于孕妈妈放松身心，促进血液循环，而且轻微的疲劳感能够促进睡眠。

（4）调整饮食习惯：孕妈妈晚上不宜吃得过饱，不要喝太多的水，避免喝浓咖啡、茶以及刺激性的饮料等。睡前喝牛奶，有助于提高睡眠质量。

（5）调整孕期睡姿：怀孕后，随着子宫及胎宝宝的长大，孕妈妈的睡姿显得越来越重要。很多孕妈妈认为，在妊娠晚期，左侧卧位是

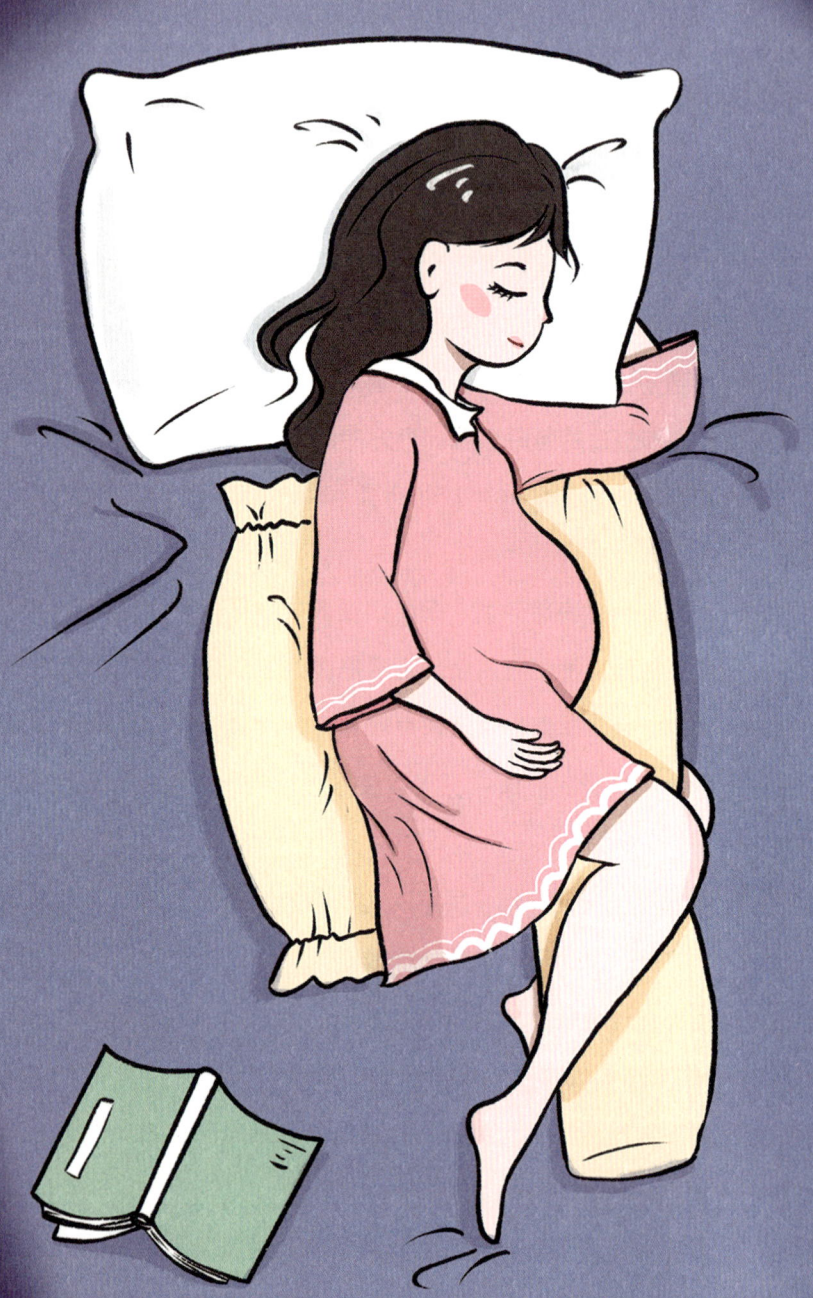

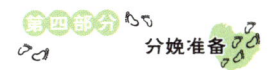

最佳睡眠姿势,因为左侧卧位可以减轻子宫对孕妈妈主动脉及髂动脉的压迫,增加回心血量。但最新的研究表明,孕妈妈采取哪种睡姿并不是绝对的,右侧睡并不见得就比左侧睡更危险。所以无论是右侧睡还是左侧睡,都是安全可取的。孕期最适宜的睡姿,应该是孕妈妈觉得最舒适的睡姿。

46. 身材矮小的孕妈妈不能顺产吗?

身材矮小的妈妈也可能顺产哦!能否顺产需要产科医生进行充分的评估。影响阴道分娩的四大因素,包括产力、产道、胎儿和精神状况,任何因素本身异常或因素之间缺乏协调都会使阴道分娩难以顺利进行。正确评价头盆关系、产程中保持良好的产力和放松的精神状态,是顺利进行阴道分娩的基础。

47. 预产期到了,可以直接要求行剖宫产手术吗?

预产期到了还没有发动,孕妈妈们一定非常着急,这时候需要到医院进行评估,在充分了解自己和胎儿状况的前提下与医生进行探讨,从而决定分娩方式,看是适合自然分娩,还是需要剖宫产。2018年,世界卫生组织(WHO)发布了非临床干预手段减少不必要剖宫产手术的建议。剖宫产是一种外科手术,当某些并发症在妊娠以及分娩期间出现时,可挽救胎儿和产妇的生命。但是,预产期到了,应该听从医生的建议,不能盲目要求手术!

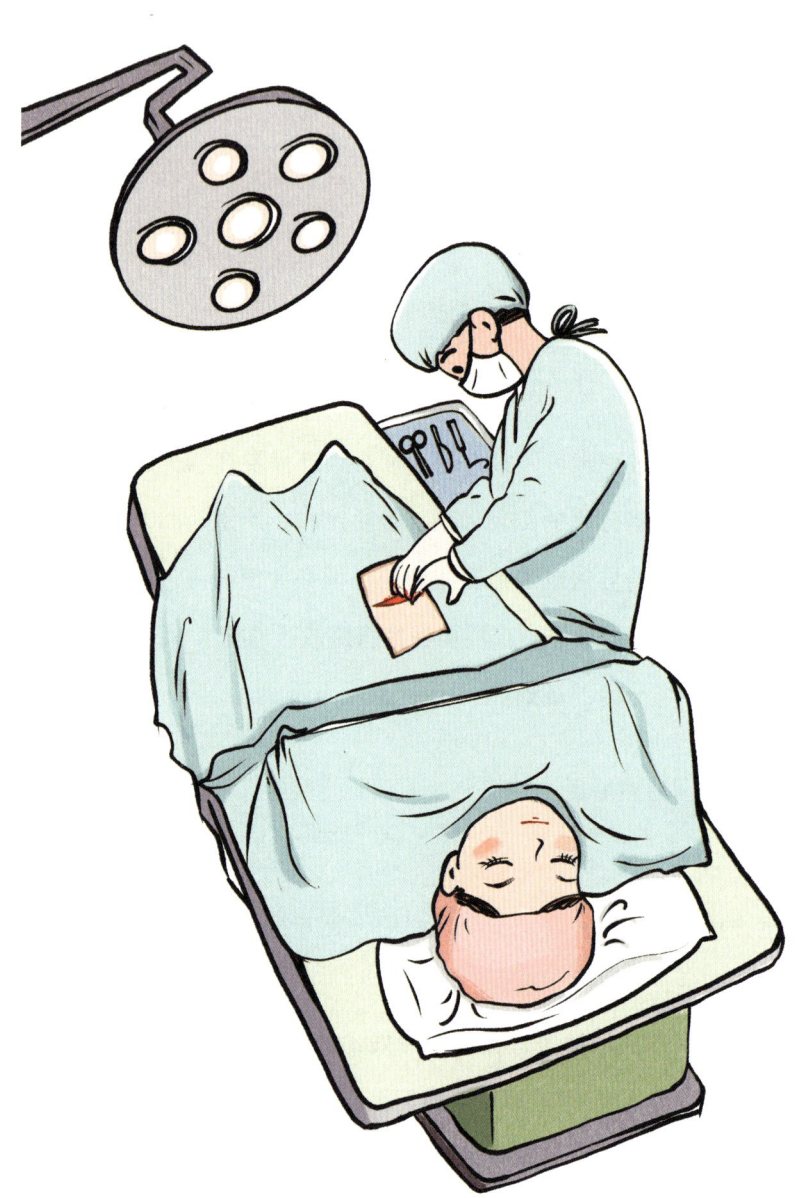

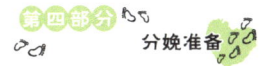

 ## 48. 过期妊娠对母儿的影响

过期妊娠是指妊娠达到或超过 42 周仍未临产,对孕妈妈和胎宝宝都会产生很大危害。

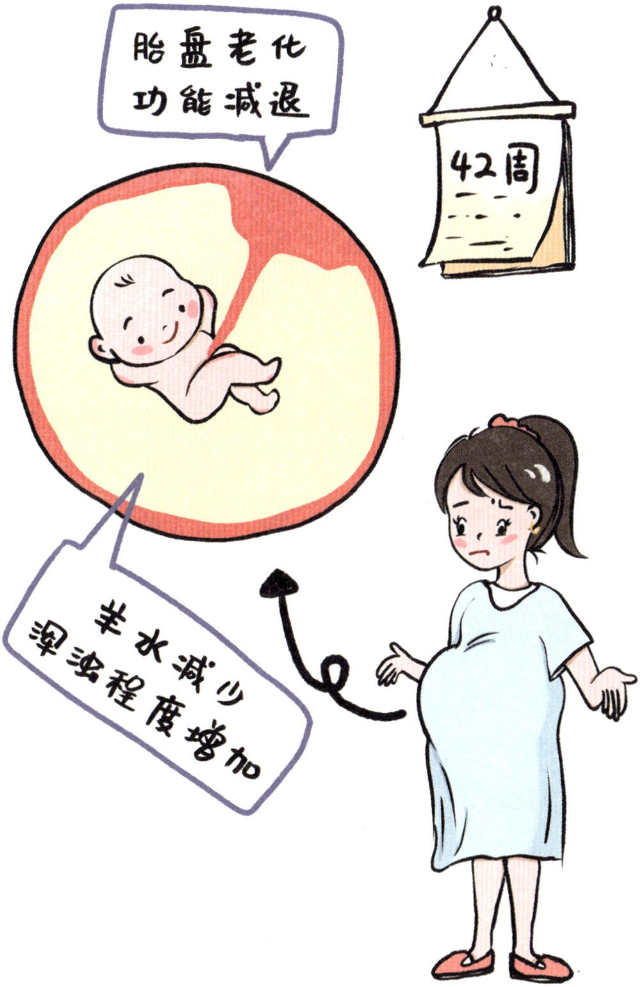

（1）对胎宝宝的影响：过期妊娠会导致胎盘"老化"，引起胎宝宝营养不良、胎儿过熟综合征。羊水迅速减少，羊水粪染率明显增高，若同时伴有羊水过少，羊水粪染率可达71%，从而引起胎儿窘迫、胎粪吸入综合征、新生儿窒息和巨大儿等。

（2）对孕妈妈的影响：胎宝宝过度成熟，颅骨变硬、失去柔韧性，会导致产程延长甚至发生难产，使剖宫产及母体产伤概率明显增加。

所以，到了预产期还没有分娩动静，一定要及时到医院进行检查。

49. 顺产与剖宫产

1）顺产

（1）对孕妈妈的影响：创伤小，出血少，产后恢复快，产后即可进食补充体力，饮水不受限制，下奶快，并发症少。

（2）对胎宝宝的影响：宫缩压力可以帮助胎宝宝将肺部及口鼻黏液排出，有利于建立自主呼吸，使呼吸道感染发生率大大降低；可充分接触妈妈产道中的有益菌。母亲产道是宝宝的第一道天然保护屏障。

2）剖宫产

（1）对孕妈妈的影响：手术创伤大，产后恢复慢，影响泌乳时间，出血多，有术后并发症的风险，如子宫内膜异位症、子宫切口异位妊娠、再次妊娠子宫破裂和胎盘异常等。

（2）对胎宝宝的影响：影响呼吸道、肠道健康，胎宝宝脾气性格不佳，易出现感觉系统失调，肠道菌群定值与顺产儿相比延迟180天。

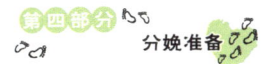

第四部分 分娩准备

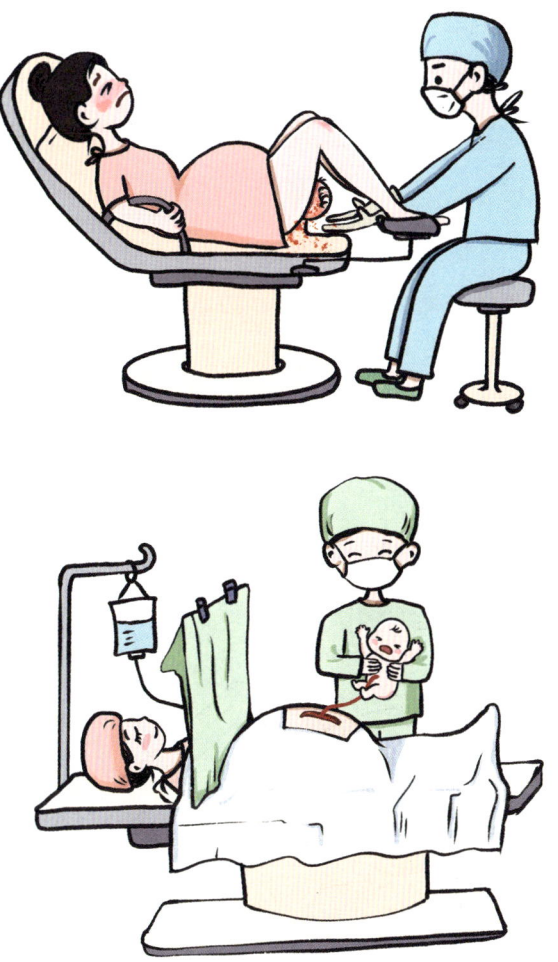

 50. 产后何时开始喂奶比较好？

新生儿出生 30 分钟内即可开始行母乳喂养，同时应与母亲持续皮肤接触 90 分钟以上。

新生儿在出生后 20~50 分钟时正处于兴奋期，此时他们的吸吮反

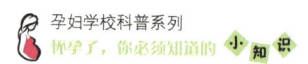

射最为强烈,之后可能会因为疲劳而较长时间处于昏昏欲睡的状态中,吸吮力也没有出生时那么大。因此一定要抓住时机,让宝宝尽早地接触妈妈,尽早地吸吮乳汁,这样会给宝宝留下很强的记忆,等过一两个小时再哺乳时即能很好地进行吸吮。相反,未尽早吸吮的宝宝往往要花费很大力气才能学会正确吸吮。

　　同时,尽早让宝宝吸吮乳头,可使妈妈产生更多的催乳素和催产素,更利于乳汁的分泌。当妈妈看到孩子学会了吸吮,看到自己的乳汁正源源不断地流入孩子的口中时,会无比欢喜,并对母乳喂养充满信心。

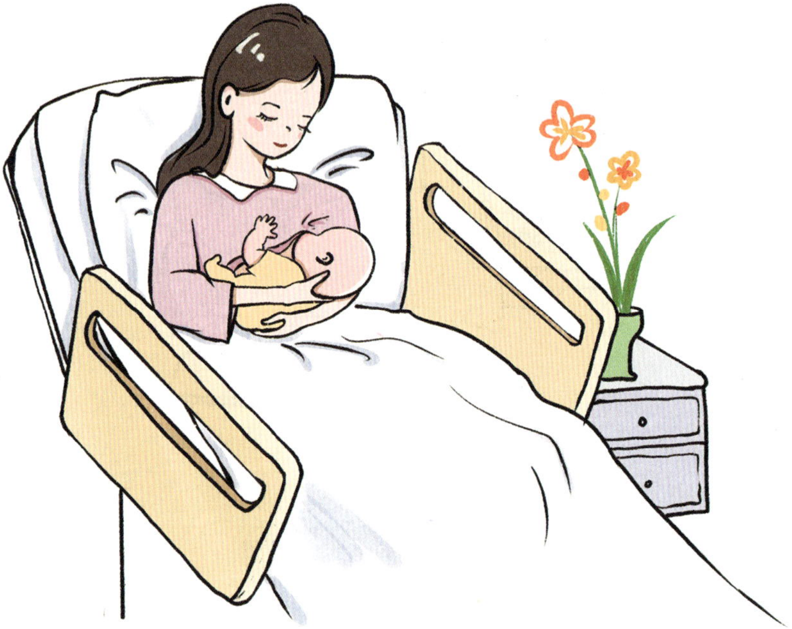

第五部分
日常生活问题

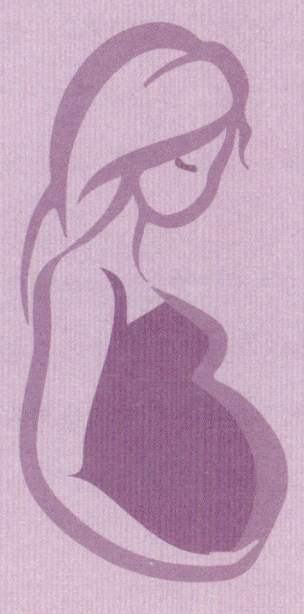

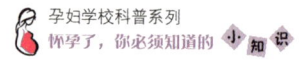

1. 为什么孕期要做好口腔保健？

孕期是女性的特殊生理时期，由于孕妈妈孕期体力下降，活动不便，易忽视口腔卫生。孕期进食次数及食物中糖含量增加，以及早孕反应如反酸等，使口腔内环境恶化以及内分泌发生变化，容易引起牙龈肿胀、出血等口腔问题。因此，孕妈妈需要做好口腔护理。

（1）口腔检查：建议备孕前半年内进行口腔健康检查，有牙痛或牙周炎症的女性及时就医，做到早发现、早预防、早治疗。

（2）口腔保健：注重口腔护理和保健，坚持每天早晚刷牙、餐后漱口，发现牙龈出血或不适时及时到口腔科就诊。养成洁牙的习惯。注重刷牙的正确方法，选择合适的牙刷种类，根据口腔情况选择合适的牙膏类型。

（3）保证营养：妊娠期保证营养，补充与牙齿发育相关的营养物质，如蛋白质、钙、铁、锌、维生素等，特别是钙，有利于胎宝宝的生长发育及骨骼、牙齿的形成和钙化。水果、蔬菜等纤维含量高的食物，有助于清洁牙齿、按摩牙龈。多食用富含氟化物的食物，如海产品、植物块茎等。

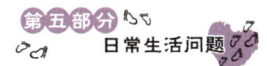

2. 孕妈妈请注意避免接触以下物质！

有研究表明，孕妈妈在孕期接触被污染的水、有毒的空气、有毒的化学物质以及服用一些药物等，可能会导致这些物质在母体和胎宝宝体内蓄积，从而诱使胎宝宝相关疾病的发生。所以，孕妈妈应注意：

（1）避免接触有毒有害物质：如放射线、高温、铅、汞、苯、砷、农药等。

（2）慎用药物：避免使用可能影响胎宝宝正常发育的药物，不能确定药物是否对母儿存在影响时，需咨询医生后再决定。

（3）改变不良的生活方式：如吸烟、酗酒等。

（4）避免高危环境：避免高强度的工作、高噪声环境和家庭暴力，尽量避免辐射照射，避免长期处在高温环境中。

3. 怀孕后拍胸片会影响胎宝宝吗？

常常会在人们的交谈中听到这样的问题："我怀孕了，但是医生建议我拍胸片，我该不该听从医生建议，而且拍了胸片后我的孩子还能要吗？""在怀孕前1个月，公司组织体检接受了胸片检查，1个月后意外怀孕，那么这个孩子能不能留，会不会导致胎儿畸形？"

孕妈妈能不能拍胸片？拍胸片一定会导致胎儿畸形吗？下面来一一解答。

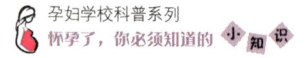

（1）超出5000毫拉德剂量才会损伤身体。

美国放射协会与妇产科协会指出，只有单次照射剂量高于5000毫拉德才会对身体造成损伤。做胸片检查，孕妇和胎宝宝所受剂量只有0.02~0.07毫拉德，所以该项检查是安全的。即使怀孕期间孕妇存在腹部疾病，需要做腹部X线平片检查，胎宝宝所受的照射剂量只有100毫拉德，照射剂量也处于安全范围内。所以不要对胸片检查过度紧张，即便是病情需要多次进行X线照射，也可以向放射线专家进行咨询，计算胎宝宝能够承受的总照射剂量，然后再做决定。

（2）怀孕前接受过胸片或其他X线检查，不需要刻意保胎。

很多女性在接受了胸片检查后一段时间发现意外怀孕，很担心前次的胸片检查会影响胎宝宝的健康，害怕出现胎儿畸形。研究表明，若在怀孕前2周接受了高于10000毫拉德的X线照射，可能会将胚胎杀死。也就是说，如果胎宝宝能够存活，那么就说明不会有问题。所以很多医生都会建议，如果在怀孕前接受过胸片或其他X线检查，不需要刻意保胎，如果胚胎健康就会生存下来。

（3）听从医生建议，确保母婴健康。

如果在怀孕期间生了病，诊断或治疗时，医生认为没有其他更好的方案替代，建议听从医生的意见进行胸片检查或者其他X线检查。各位孕妈妈没必要盲目拒绝，因为这些检查都在安全范围内，对胎儿的影响较小，有可能孕妈妈身体存在的疾病对胎宝宝造成的伤害比这些检查的伤害大得多。

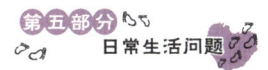

 4. 防辐射服大揭秘

说到辐射,相信不少人会带有一丝恐惧。而孕妈妈们最担心的就是,辐射会伤害到腹中的胎宝宝。于是,绝大多数孕妈妈在得知自己怀孕后,都会穿上一件防辐射服。那么,防辐射服真的有用吗?

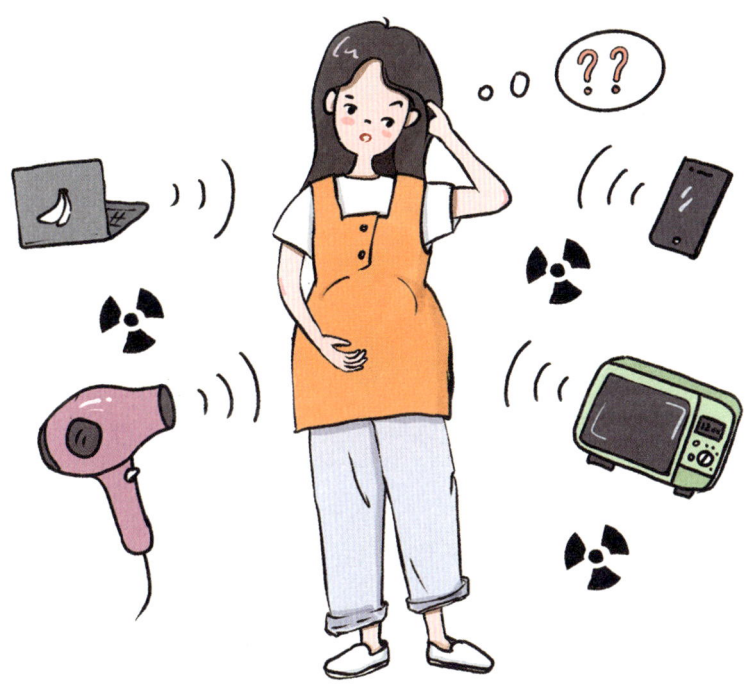

辐射分为电离辐射和非电离辐射(电磁辐射),日常生活中能接触到的大多都是非电离辐射,非电离辐射通常被认为对人体无害,所以不需要采取防护措施。但长期处在高频电磁场、微波辐射、红外线

辐射、紫外线辐射等环境中的特定职业人群，则须采取屏蔽辐射源、距离防护、佩戴防护用具等防护措施。

目前市场上销售的孕妇防辐射服是参照防护非电离辐射的原理制成的金属混纺或镀膜防辐射服，它虽然对电脑、手机、微波炉等家用电器有一定的防护作用，但其衣领、袖口等都有可能成为电磁波辐射的"入口"，因此也只能挡住一部分辐射。

孕妈妈在日常工作和生活中需要防辐射，但也无须太过紧张，可根据自己的工作和生活环境决定是否需要穿防辐射服。

 5. 植物可以防辐射吗？

截至目前，没有任何证据表明，植物与防辐射有任何关系。辐射包括电离辐射和电磁辐射2种。电磁辐射是由发射源像光线一样直线传播，所以，除非植物挡在人和辐射源之间，否则植物不会主动去吸收"辐射"。

在桌上摆放植物能够起到净化空气、加湿、放氧的作用，但选择将植物摆放在电磁辐射比较强的地方，如电脑、微波炉、电视旁，希望借此抵挡电器带来的辐射，是完全没有科学根据的。

 6. 孕期不能使用电子产品吗？

可以使用。随着生活水平的不断提高，电子产品已经彻底地改变了人们的日常生活方式，与人们的生活息息相关。然而，科技是一把双刃剑，在使用电子产品的同时，其周围存在着不同程度和强度的电磁场，孕妈妈暴露在这种环境污染中，可能会对身体健康状况有一定影响。所以，孕妈妈使用电子产品要注意以下几点：

（1）不让电器聚集：家用电器摆放不要过于集中，比如电视、电脑、电冰箱不宜集中摆放在卧室里，避免一个空间里的辐射超剂量。

（2）注意电脑的摆放位置：尽量别让屏幕的背面朝着有人的地方，因为电脑辐射最强的是背面，然后是电脑的两侧，辐射最小的是屏幕的正面。

（3）缩短电子产品的待机时间：当电子产品处于未使用状态时，建议将电源关闭。因为处于待机状态的电子产品可产生较微弱的电磁场，时间长会产生辐射积累。

（4）正确使用手机：手机在接通瞬间及充电过程中通话时电磁辐射最大，建议在手机铃声响后两三秒再接听电话。充电时尽量避免使用手机。

（5）调节饮食：多食用富含维生素 A、C 的食物，增加机体抵抗电离辐射的能力。

（6）调节室内环境：室内保持良好的通风条件和适宜的温度状况，加快空间辐射剂量的消散。

 7. 从"头"开始，学习头发养护之道

孕期头发会受到激素改变及微量元素缺乏等的影响，出现干枯、

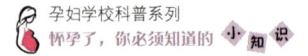

发黄、脱发等现象,因此养护头发时需注意:

(1) 选择硅油少、香精少的洗发水。硅油添加过量会残留在头皮上,长期使用,会造成头皮毛囊堵塞以及脱发;过量的香精和定香剂会腐蚀头发,使头发脆弱易断、黯淡无光,甚至还会引发头屑、头痒等问题。

(2) 头发干燥者可以减少洗头次数,洗头时使用少量成分温和的洗发液。

(3) 洗发后尽量避免长时间用吹风机。用毛巾将头发擦干,比用吹风机吹干对发质更有益。

(4) 洗头时可以轻轻地按摩头皮,促进头皮血液循环。不要用过热的水洗头。

(5) 洗头时间不宜过晚,等待头发自然干透以后再入睡,以免影响睡眠。

(6) 多食用一些黑色的食物。中医认为,黑色食物可补肾,肾气足可以滋养头发。

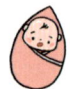

8. 怀孕了可以涂指甲油吗?

建议孕妈妈不要涂指甲油。因为指甲油成分里的邻苯二甲酸二丁酯、甲苯、甲醛、二甲苯以及各种颜色染料等对人体都有致癌作用,可能引发生殖问题和新生儿畸形等严重后果。孕妈妈涂指甲油,指甲油中的有毒化学物很容易随食物通过胎盘进入胎儿体内,日积月累,可能影响胎宝宝健康。

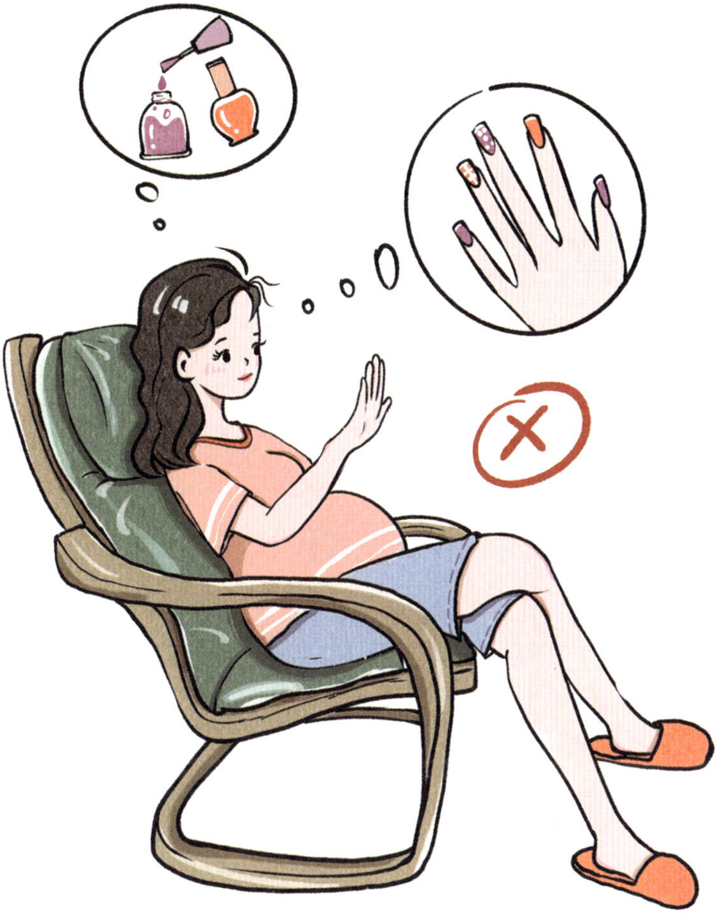

9. 孕妈妈专属穿搭攻略

怀孕以后，随着孕周的逐渐增加，胎宝宝会在母体内不断发育，孕妈妈的身体也会变得圆润，因此，孕妈妈选择衣服时需要注意以下事项：

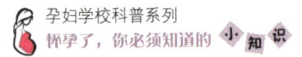

（1）宽松：建议孕妈妈穿宽松的衣服，而且要舒适，易于穿脱。同时，需要选择适合个人体型的、不压迫腹部和胸部的孕妈妈专有服装，也可以穿着减缓腹部下沉感的托腹装。

（2）透气性好：孕妈妈可以选择棉麻、植物纤维、真丝等吸湿性和透气性都比较好的面料，这样不会对皮肤造成严重的刺激。棉麻类

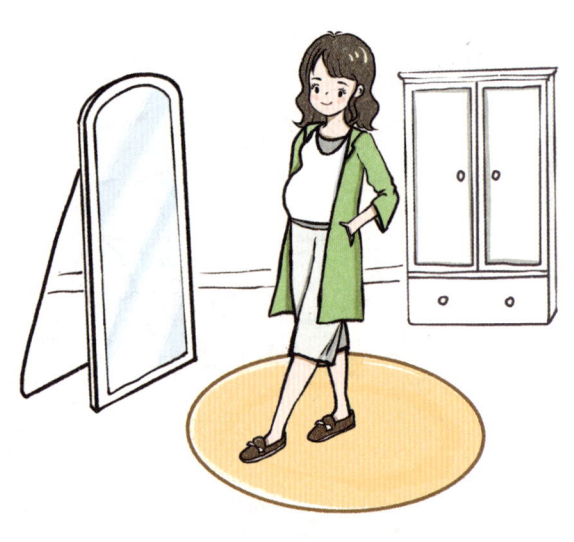

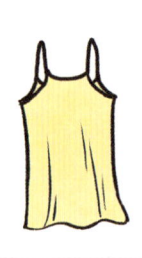
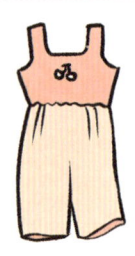
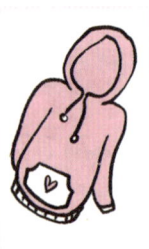

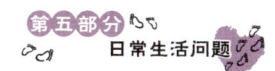

面料具有一定的导热、导汗作用,是大部分内穿和单穿孕妇装的首选面料。孕妈妈要避免穿化纤类的衣服,尤其是贴身衣物。

(3)选择合适颜色衣服:红橙黄给人以兴奋感、温暖感,让人觉得活泼;蓝绿给人以沉静感、寒冷感、忧郁感。彩度高的颜色给人以紧张感,彩度低的颜色给人以舒适感。建议孕妈妈在选择孕妇装的时候,结合自身喜好尽量选择亮丽的色彩,以健康明朗的粉色系为主,如粉蓝色、粉红色、淡紫色、淡黄色、嫩绿色等。这些粉色系的色彩有助于孕妈妈适当调控情绪,缓解孕妈妈的焦虑心情。

10. 孕妈妈如何穿鞋才能"足"够幸福?

怀孕期间由于激素的异动,会有大量的组织液在皮下堆积,尤其是在下肢。大部分孕妈妈在怀孕的中、后期,腿部和脚部会发生不同程度的浮肿,而且越是临近分娩,浮肿越是明显,加上体重增加,脚部在负重情况下甚至会发生一些形状改变。因此,选择合适的鞋子是必要的。孕妈妈选择鞋子时应注意以下几点:

(1)舒适:尽量穿跟高2~4厘米的鞋,避免穿高跟鞋。高跟鞋的稳定性差,容易出现崴脚、摔跤等危险,严重者甚至可能导致流产等情况发生。

(2)透气:选择透气性好的皮革或是布料,避免使用透气性差的人造革及合成革。

(3)柔软:鞋的前部应宽而软,鞋提要松软,面料要有弹性。

(4)防滑:鞋底要防滑,重量要轻。鞋垫也要防滑,避免孕妈妈脚底出汗较多时滑倒。

（5）松紧合适：孕晚期脚部浮肿，要穿有松紧度、稍大一些的鞋子。

（6）方便：鞋型选用浅口、舌式带松紧带或者魔术贴等可调节宽度的款式。

11. 做好私处护理，成为"清爽"妈妈

孕期，由于受到体内激素水平变化的影响，新陈代谢增加，导致阴道分泌物相应增多，所以孕期私处的护理特别重要。具体护理要点如下：

1）清洗不宜过于频繁

清洗的次数过于频繁，会破坏孕妈妈外阴本身的酸碱平衡，导致抵抗力降低，反而容易引起感染。一般1次/日即可。

2）不宜过度使用清洁剂

如无白带增多、白带异味、外阴瘙痒等异常情况时，使用清洁温水清洗即可。

3）清洗注意事项

（1）清洗顺序：从前向后清洗外阴，动作要轻柔。

（2）清洗方法：先洗手，再用温水冲洗外阴，避免冲洗阴道深部。如无淋浴条件，必须使用专用盆，避免交叉感染。

（3）如果必须使用洗护产品进行清洗，避免选择碱性、酸性以及杀菌效果极强的防护液。

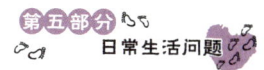

4）提高抵抗力

增加维生素的摄入，保证营养全面及睡眠充足。

5）出现异常及时就医

发现阴道分泌物增多，分泌物为黄绿色或带血伴难闻臭味，以及外阴有明显刺激、瘙痒等症状时，须及时就医。

12. 孕期洗澡注意事项

女性怀孕以后，由于特殊的生理变化，如汗腺和皮脂腺分泌旺盛，表现为容易出汗，汗液与头部的油性分泌物增多。如果不经常洗头、洗澡，皮肤及头部的污垢影响毛孔的排泄功能，容易发生感染，引起皮肤瘙痒或其他皮肤病。那么，孕妈妈尤其是怀孕早期的孕妈妈，洗澡时需要注意什么呢？

（1）不宜盆浴：正常情况下，女性阴道内保持着一定的酸度，可以防止病菌繁殖，起到防御外邪侵害的作用。盆浴时，浴后的脏水有可能进入阴道，而阴道的防病力减弱，就容易引起宫颈炎、附件炎，甚至发生宫内或外阴感染等。

（2）时间不宜过长：孕妈妈洗澡时间过长容易出现头晕、眼花、乏力、胸闷等症状，同时，胎宝宝也会出现缺氧、胎心率加快等反应，严重者还可使胎宝宝神经系统的发育受到不良影响。洗澡时如出现任何不适，应及时停止，并到通风良好的房间休息。孕妈妈每次洗澡时间不宜过长，以自身无不适感为宜。

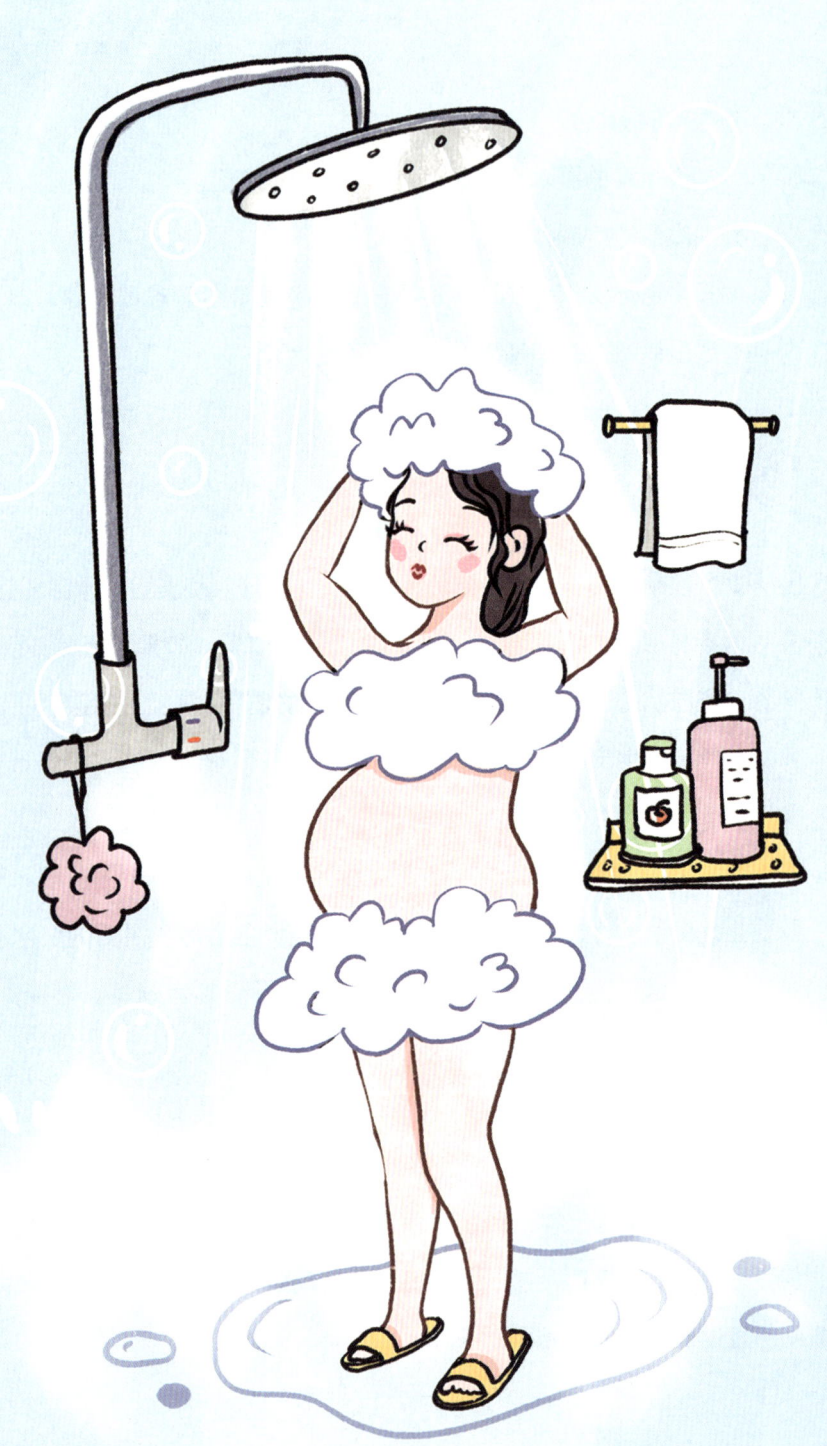

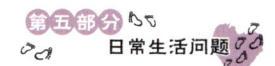

（3）水温不宜过高：洗澡水的温度最好和体温差不多或者比体温略高。任何原因引起的体温升高，都可能使早期胚胎受到伤害，特别是胎儿的中枢神经系统受害最为明显。

（4）正确的洗澡方法：首先，采取立位进行淋浴。其次，对身体敏感部位的清洗要讲究适当的方式。需要注意的是，不要长时间用热水冲淋腹部，减少对胚胎的不良影响。孕早期，由于孕妈妈肚子较小，可以站着淋浴，但必须在浴室内设置扶手，以防滑倒。除此之外，淋浴时请准爸爸陪伴也是不错的选择。

13. 孕妈妈怎样才能有效预防感冒？

大部分感冒是由病毒感染引起的。其中，流感病毒主要包括甲、乙、丙三型，其传染性强、传播速度快、容易变异且人群普遍易感。流感是由流感病毒感染引起的急性呼吸道传染病，发病率和病死率均很高。每年季节性流感有 25 万 ~50 万感染者死亡。全球流感流行病学调查显示，除老年人、儿童及免疫功能异常人群外，孕妈妈也存在发生流感严重后果的风险。因此，对于感冒，特别是流感，孕妈妈要重在预防。

（1）远离人群：孕妈妈出门的时候最好远离人多的地方，到人少的地方去。流行性感冒会通过人的唾液和气溶胶传染，人多的地方病毒也比较多。

（2）保持通风：在流行性感冒流行的季节里，孕妈妈在家里的时候一定要定时打开门窗通风透气。一般每日开窗通风 2~3 次，每次

30分钟。

（3）增强抵抗力：多吃一些富含维生素C的食物，如橙子、胡萝卜、西红柿等水果蔬菜，多喝一些营养汤，早上用冷水洗脸。在医生建议下坚持孕期运动，增强抵抗力。

（4）勤洗手：手是感冒传染的主要媒介，因此孕期要勤洗手，不用脏手摸脸、摸食物。

（5）多喝水：每天保证饮用1升左右的水，有助于预防感冒和咽炎。

14. 如何应对孕期感冒？

感冒大部分是自限性疾病，不需要做相关处理，经过一段时间后会自愈。孕妈妈感冒后如果一直没有自愈，或者症状明显，可以参考以下方法调理治疗。

1）*非药物疗法*

（1）调整生活习惯：保证睡眠充足，避免熬夜；多喝水；保持室内通风良好。如有发热症状，可以冷敷额头、温水擦浴等。

（2）调整饮食习惯：感冒期间，建议孕妈妈多食用易消化、富含维生素C的食物，如小米粥、软面条、蜂蜜柚子茶、橙子、菠菜等，避免进食辛辣刺激性食物。

2）*药物疗法*

孕妈妈咳嗽、咳痰、咽痛等症状明显时，需谨遵医嘱，酌情服用板蓝根颗粒、小柴胡颗粒、金银花颗粒等中成药，或是在医生指导下服用抗生素等。

特别强调：孕妈妈切勿讳疾忌医，更不要私自服用药物。

 ## 15. 这些疫苗孕期不宜接种！

由于妊娠期妇女及胎儿的特殊生理特点、免疫状态，药物代谢和药物不良反应等情况可能与一般人群不同，因此在怀孕期间，有些疫苗是不适宜接种的。一般情况下，疫苗分为活疫苗和灭活疫苗 2 种。母体接种活病毒疫苗可能会对胎儿产生潜在危害，因此不推荐孕妈妈使用该类疫苗。这些疫苗主要包括"麻腮风"三联疫苗、水痘疫苗、带状疱疹病毒疫苗和人乳头瘤病毒（HPV）疫苗。育龄女性接种"麻腮风"三联疫苗和水痘疫苗 28 天内应避孕。如果孕妈妈不慎接种了"麻腮风"三联疫苗或水痘疫苗，或者育龄女性接种这 2 种疫苗后 28 天内怀孕，应向专业医务人员咨询可能对胎宝宝造成的危害，但这并不是终止妊娠的指征。不推荐育龄女性接种带状疱疹病毒疫苗，但绝大多数情况下也不是终止妊娠的理由，具体可咨询专业医生。

 ## 16. 养胎还是工作，给职场孕妈的小建议！

职场女性怀孕后能否继续工作？建议权衡以下几个因素后制订具体方案。

（1）工作性质和工作环境：如果工作是非常劳累的体力活，建议更换岗位或请假；如果工作环境辐射大、经常接触有害物质等，建议暂停工作。

（2）自身身体因素：由于个体身体素质差异很大，对于孕期妊娠反应较重的孕妈妈来说，身体反应强烈，孕吐厉害，吃不下东西，整个人明显感觉不舒服，甚至有腹痛、阴道流血等先兆流产症状，要及时休息或就医！

（3）经济条件：建议召开家庭会议，综合分析家庭整体经济收入，征求家庭成员意见，达到目标理念一致。

基于以上，如果孕妈妈选择继续上班，那么一定要保障合理休息，才能更好地促进自己和胎宝宝的健康。

（1）调整作息时间，切忌空腹上班：调整自己的作息时间，坚持早睡早起，与"宝宝"一起享用美味早餐，然后再去上班。

（2）避开上下班高峰：上下班高峰期车流量大，交通事故频发，安全不易保障；因孕期激素水平变化，孕妈妈的情绪很容易被上下班高峰期的拥堵影响而变得烦躁不安。

（3）尽可能少乘坐公共交通工具：准爸爸作为孕妈妈最信赖的人，可以尽量每天接送孕妈妈上下班。

17. 怀孕后不要再做这些工作了！

有些孕妈妈在怀孕期间仍然坚持工作，但是以下几种工作不宜再做！

（1）接触X线的工作：X线有致畸作用，甚至会造成流产、死胎等，因此从事接触X线相关工作的孕妈妈应暂时调离岗位，包括放射

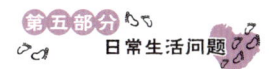

科、核能发电站、抗癌药物研究、电器制造、程控操作、石材加工基地等。

（2）荧光屏前工作：孕妈妈长期处于荧光屏前，会感到头痛、胸闷、沮丧和食欲减退，严重时会发生早产或流产，还可造成胎宝宝畸形或死亡。如长时间在电脑前工作、在电影院工作等。

（3）噪声环境中工作：长期处于强噪声环境中，会影响胎宝宝听觉发育。孕妈妈不宜在机场、歌舞团、电影院等环境中工作。

（4）重金属领域工作：重金属有致癌、致畸作用，孕妈妈不宜从事化妆品研究、印刷业操作、照明灯生产等工作。

（5）化学类工作：铅、苯、汞、有机磷、氯等化学物质可抑制造血功能，引起胎宝宝贫血甚至造血功能障碍，甚至引发畸形或流产等。这类工作包括化学实验、造纸、印染、皮革生产、汽车制造、农业生产等，或者在化工基地、建材厂、加油站工作等。

（6）不良姿势工作：弯腰、下蹲、攀高、久站久坐、车船点播等工作，会影响孕妈妈体态平衡，压迫胎宝宝，可能导致流产或早产。

（7）重体力劳动：能量消耗显著会增加呼吸、循环系统负担，必须注意避免。

 18. 孕期去公共场所有哪些注意事项？

孕妈妈孕期抵抗力处于相对比较弱的阶段，为了降低或预防不良妊娠结局的发生，建议孕妈妈去公共场所注意以下事项：

1）尽量别去以下公共场所

（1）容易传播疾病的场所：人多拥挤的地方，如商场、人群聚集的公园广场等公共场所；环境恶劣、公共卫生差的地方，如高海拔或高温的旅游地、脏乱差的公共厕所或农贸市场等。

（2）噪声暴露的场所：避免出入歌舞厅、夜店、电影院等喧闹的场所。

（3）二手烟肆虐的场所：劝阻家人戒烟，出门在外主动避开吸烟者。另外，开窗通风很重要。

2）出行注意安全

（1）明确出行目的：①以休闲为主：选择街心花园或人静境幽的地方闲逛，避免人群聚集。②以购物为主：事先罗列购物清单，避免在商场逗留过久。建议由家人或朋友陪同，并帮忙提重物。

（2）了解出行禁忌：①气候恶劣（寒潮、大风、大雨、大雾）时，不要逛街；②身体不适，流感或其他传染病流行时，不要逛街；③逛街不宜太久（<2小时），行走速度不宜过快，不宜穿着高跟鞋逛街；④避免在刚装修完毕的商场闲逛。

19. 孕期佩戴隐形眼镜需要知道的事

怀孕期间，孕妈妈的激素水平发生变化，角膜可能会出现不同程度的水肿，泪液分泌减少，导致眼睛出现干涩、敏感等现象，建议孕妈妈最好不要长期戴隐形眼镜。近视眼的孕妈妈可以这样做：

（1）尽量佩戴框架眼镜。

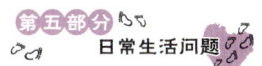

（2）可以佩戴日抛隐形眼镜，省去清洗过程。佩戴之前做好手卫生。

（3）避免用眼过度，多做眼保健操以缓解眼疲劳。

（4）多进食富含维生素 A 和维生素 C 的食物，可以清肝明目，如胡萝卜、芝麻、猕猴桃、橙子等。

20. 孕期注意护肤，做美美的孕妈妈！

孕育胎宝宝本身就是女性美的另一种展现，孕妈妈保持端庄的仪表和美丽的容颜可以增加美感，增强信心，保持心理平衡和良好的心情。但怀孕期间，由于体内会发生很大的生理变化，从而造成孕产期的一些肌肤问题，比如干燥、瘙痒、松弛、暗沉等。即使孕妈妈之前的皮肤很好，没有任何皮肤问题，在怀孕期间也有可能成为敏感性肌肤。所以，为了安全，孕妈妈们最好选择使用一些无添加的皮肤产品做基础保养，如：

（1）天然的孕妇护肤品：从天然植物萃取物中提炼，用绿色、环保、健康、无添加成分研制而成的孕妇护肤品。

（2）有机的孕妇护肤品：是指从已经有机认证的天然原料中提取的，不添加人工香料、色素及石油化学产品等对皮肤不利，以及危害胎儿的成分制成的护肤品。选择产品时，孕妈妈需注意产品提供给消费者的全成分标示及正确信息、所含成分的生物可分解性、包装的环保回收等信息。

（3）原生态的孕妇护肤品：指由未被农药、化肥污染过的非转基

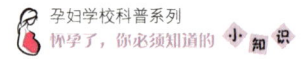

因且在原生态土壤和环境下自然生长的高品质天然植物原料制成的化妆品，并且需经过严格的检验检疫，确保不含重金属、酒精、激素、矿物油等任何有害成分。

其实，只要符合国家《化妆品安全技术规范》规定的、安全生产的护肤品，孕妈妈都可以放心使用。同时，孕妈妈在日常生活中要保持规律作息，保证充足的睡眠，放松精神；注意饮食健康，多吃新鲜的蔬菜、水果，保证维生素、蛋白质的摄入。

21. 孕期可以使用防晒霜吗？

市面上大部分防晒霜的成分中都含有铅、汞等金属元素，以及钛白粉、增白剂等有害成分，大量的金属元素和有害成分通过皮肤吸收至孕妈妈体内，再通过胎盘输送给胎宝宝，会影响胎宝宝的生长发育。建议孕妈妈尽量选择物理防晒。如果经常暴露在强紫外线下，必须使用防晒霜时，需要注意以下几点：

（1）看成分：避免使用含铅、汞、钛白粉、增白剂等有害成分的防晒霜，"孕妈妈专用"为首选。

（2）看品牌：选择大品牌、大厂家生产的孕妈妈专用防晒霜。

（3）重技巧：选择物理防晒，如打遮阳伞、穿防晒衣等。

22. 孕期如何护理乳房？

孕中、晚期做好乳房护理是保证母乳喂养的关键，如清洁乳房，

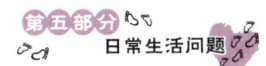

适当按摩，纠正短小、凹陷乳头，了解母乳喂养知识，坚定母乳喂养信心，使每个宝宝都能被母乳滋养。为了顺利进行母乳喂养，孕20周以后可以这样做：

1）选择合适的内衣

孕期因乳腺发育，乳房急剧增大，为了避免压迫乳头，建议选择尺码稍大的内衣。最好选择能较松地包裹支撑乳房的半杯型棉质胸衣。

2）清洁乳房

用软膏软化乳头处的痂壳，用温水清洗乳房乳头。禁用肥皂和酒精，以防过度除去乳头周围的油脂，致使乳头干燥、皲裂。

3）乳房按摩

用7步洗手法洗手后，用热毛巾热敷乳房3～5分钟，然后在手上涂抹少许按摩油，用一只手托起乳房，另一只手五指分开，从乳根到乳头方向轻推或打圈按摩。乳房的每个方向都做一遍，然后换另一侧乳房。

注意：不要刺激乳头和乳晕，以免诱发宫缩。

4）扁平短小或凹陷乳头的护理

（1）鉴定是否乳头过短：将乳头夹于拇指和食指间，若乳头超出两指之间则为突出，不见乳头则为乳头过短，须矫正处理。

（2）十字操：两拇指相对放在乳头两侧，缓缓下压，由乳头向两侧拉开，牵拉乳晕皮肤及皮下组织，使乳头向外突出，随后将两拇指分别放在乳头上下侧，由乳头向上下纵向拉开，将乳头向外牵拉，如此反复进行。

注意：自觉宫缩立即停止！

23. 内衣、内裤选对了吗？

怀孕是一段特殊的时期，孕妈妈的身体会从内到外发生很大的变化。

（1）孕妈妈选择内衣时要考虑卫生、舒适、支撑性好等，建议根据以下原则选择：

挑选原则	原因	优势
纯棉浅色系	孕期易出汗	纯棉浅色系内衣透气、吸汗、柔软、舒适，且无染色剂和荧光剂，可避免过敏或湿疹等皮肤问题的发生
无钢圈且支撑力强	乳房受激素影响会增大，容易胀痛	无钢圈的内衣避免了局部压迫，方便穿脱和清洗
宽肩带	乳房增大	减少束缚感和不适感
尺寸偏大	胸部在孕期不同阶段会产生变化，内衣过紧，可能导致乳腺小管堵塞	购买内衣时预留2个手指的空间，穿着较松时加乳垫就可以；孕后期选择前面开扣的哺乳款内衣，分娩后也能穿

（2）选择合适的内裤：随着孕周增大，孕妈妈阴道分泌物增多，妊娠纹开始生长，可能引发外阴及肚皮瘙痒等不适，所以应选择透气性好、吸水性强、触感柔软、对皮肤无刺激、纯棉浅色系、裤底有防菌抗臭材质、支托性强、松紧合适的内裤，以达到保持皮肤干爽、有效支托腹中宝宝和孕妈妈腰背部的目的。

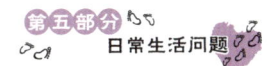

 24. 孕期需要使用托腹带吗?

托腹带有托起腹部、承托重力、减少腰背部压力的作用。孕中期是否需要使用托腹带,需视情况而定:

(1) 孕期一切正常的情况下,没有必要使用托腹带。

(2) 身材矮小、多胎妊娠、腹肌松弛、悬垂腹等会造成孕妈妈负重感及劳累感明显,此时可以使用托腹带支托腹部、支撑腰背部,缓解孕妈妈的沉重感和腰背不适等。

特别提醒:托腹带≠束缚带≠固定带,需要到正规医疗产品销售机构购买托腹带。

 25. 孕期要科学晒太阳!

孕妈妈晒太阳能够促进钙质吸收,预防骨质疏松,降低日后儿童佝偻病的发生,有利于胎宝宝的生长发育。晒太阳的正确方式是这样的:

(1) 不要隔着玻璃晒太阳:隔着玻璃晒太阳只是得到了阳光的温度,却"糟蹋"了阳光的营养。建议孕妈妈尽可能在自然条件下沐浴阳光。

(2) 不要暴晒:夏季或者正午的太阳紫外线过强,容易伤害皮肤;暴晒可能导致体温迅速升高,引起中暑,影响胎宝宝的正常发育。

(3) 时机合适:每日最佳晒太阳时间为上午9:00—10:00和下午

4：00—5：00。

 26. 肥胖会遗传给宝宝吗?

肥胖会遗传给宝宝。

一方面，遗传是造成宝宝肥胖的重要因素，肥胖的妈妈很容易将肥胖遗传给宝宝；另一方面，不良的生活饮食习惯也是导致宝宝肥胖的重要原因，日常生活中，宝宝会受到肥胖妈妈生活和饮食习惯潜移默化的影响。

出生时体重≥4千克的宝宝，脂肪细胞已经出现过度增长。虽然脂肪细胞形成后体积可以发生变化，但数量不会减少，为日后宝宝肥胖提供了必要的物质基础，增加了宝宝肥胖的风险。

 27. 双眼皮会遗传给宝宝吗?

人类眼皮的遗传是受基因控制的，双眼皮为显性性状，单眼皮为隐性性状，且眼皮性状遗传方式为常染色体遗传，也就是说：

（1）如果爸爸和妈妈都是双眼皮，那么宝宝是双眼皮的概率很大。

（2）如果爸爸妈妈为一单一双眼皮，那么宝宝有可能是单眼皮，也可能是双眼皮。

（3）如果爸爸妈妈都是单眼皮，那么宝宝出生时肯定是单眼皮。

但是，眼皮的性状到中年以后才会固定下来，因此出生时为单眼皮的宝宝，以后很有可能会自然形成双眼皮。

 28. 胎宝宝什么时候能听到外界的声音？

（1）孕2个月左右胎宝宝听力系统开始发育。

（2）孕4个月左右胎宝宝的听力基本发育成熟，当听到外界比较大的声响时，孕妈妈可能会感觉到突然一下的胎动。

（3）孕7个月左右胎宝宝的听力系统完全发育成熟，胎宝宝对外界的声音感觉比较敏锐，即使比较小的声音也会有所感知。

 29. 胎宝宝在肚子里怎样吸收营养？

胎宝宝在妈妈的肚子里是靠胎盘和脐带吸收营养的。

胎盘对腹中宝宝的生长和发育起着至关重要的作用，胎宝宝通过胎盘与妈妈进行气体交换，吸取营养、排出废物等。

脐带为孕妈妈与腹中宝宝和胎盘连接的管道，能将储存在胎盘中的氧气和各种营养物质运输到宝宝体内，同时将胎宝宝产生的废物输送给妈妈，妈妈再通过血液循环将其排出体外。

 30. 胎动和性别有关吗？

胎动与宝宝性别没有直接关系。

胎动是指宝宝在子宫内的活动。孕18~20周时孕妈妈开始自觉胎

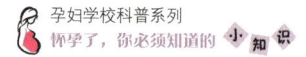

动,胎动形式多种多样,有肢体活动、躯干转动、嗝逆样的吞咽活动,不同的运动方法让孕妈妈自觉胎动的幅度有所不同。另外,受孕妈妈怀孕次数、腹壁脂肪厚度、羊水多少的影响,孕妈妈感知胎动的早晚有所不同。胎动感知早晚、胎动幅度大小与胎宝宝性别并无直接关系。

可以通过B超对宝宝外生殖器进行检测,或对胎宝宝的染色体进行检查来确定性别。

但是,禁止非医学目的的性别鉴定,禁止毫无科学依据的性别鉴定!

31. "肚子尖怀的是男孩,肚子圆怀的是女孩"是真的吗?

这种说法是不准确的。客观地说,孕妈妈怀孕时肚子的外观形状与其本身的体型、宝宝的胎姿势和胎产式有关。

(1) 孕妈妈的体型:较胖的孕妈妈怀孕时腹部一般偏圆形,较瘦的孕妈妈的肚子看起来则比较尖一些。

(2) 胎姿势:正常情况下,胎宝宝在子宫内胎头俯屈,脊柱略前弯,四肢屈曲交叉于胸腹前,其体积及体表面积均明显缩小,整个胎体成为头端小、臀端大的椭圆形;反之,则为其他形状。

(3) 胎产式:头、臀先露者为纵产式,孕妈妈腹部外观看起来为纵椭圆形;肩先露者为横产式,孕妈妈腹部外观看起来为横椭圆形。

孕妈妈切不可通过肚子"尖或圆"来判断"男或女"哦!

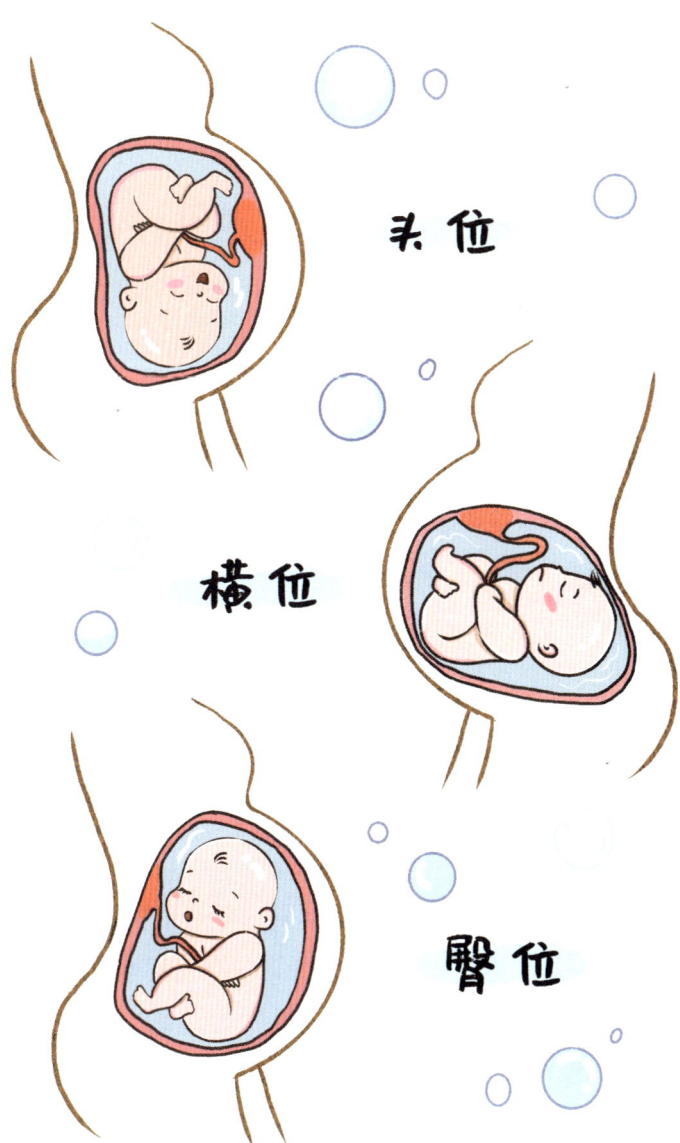

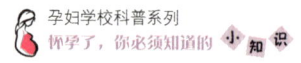

32. "怀女宝皮肤会变好,怀男宝皮肤会变差" 是真的吗?

这种说法没有科学依据。一般来说,女性非孕期皮肤的好坏主要取决于人体内部的激素水平和遗传因素,而孕妈妈皮肤好坏与母体对激素水平的适应程度有关。女性怀孕后,卵巢和胎盘会分泌大量的雌性激素。

(1)适当的雌性激素:卵巢胎盘分泌雌激素——促进皮肤新陈代谢及血液循环——皮肤柔嫩、滋润、有光泽。

(2)雌性激素过量:激素水平过量——皮脂腺分泌旺盛——皮肤黑素细胞分泌黑色素增加——皮肤油腻、暗黄,色素沉着,形成色斑。

33. "酸儿辣女"的说法可靠吗?

民间一直有"酸儿辣女"的说法,认为孕妈妈怀孕期间喜欢吃什么,就预示着将来生男生女,其实这个说法毫无科学依据。怀孕后,女性体内激素水平变化会导致出现"孕吐"等妊娠反应,引起食欲不振,不爱吃东西,这时食用酸辣食物可以刺激食欲,起到开胃作用,因此受到广大孕妈妈的青睐。但是,并非爱吃酸生儿,爱吃辣生女。

遗传决定性别。女性的性染色体为XX,男性的性染色体为XY。当受精卵遗传了妈妈的X染色体和爸爸的X染色体即为女宝宝,当受精卵遗传了妈妈的 X 染色体和爸爸的 Y 染色体即为男宝宝。

 ## 34. 孕期多喝水可以补羊水吗?

羊水是充满在羊膜腔内的液体,孕期以后胎宝宝尿液是羊水的主要来源。孕期出现羊水过少,原因包括胎宝宝宫内发育速度慢、胎盘功能紊乱、子痫前期、胎宝宝畸形等。排除以上异常情况,当孕妈妈水分摄入不足,血液黏稠度增高,胎盘血流灌注减少,胎宝宝肾血流不足导致尿液减少,从而使羊水生成减少。羊水不足时,多喝水是可以补充羊水的。

 ## 35. 孕期抽烟、喝酒,胎宝宝表示很不开心!

1) 吸烟

(1) 香烟里含有大量的尼古丁,会导致宝宝新陈代谢与心血管发育异常,从而影响其智力发育,造成胎宝宝发育不良或畸形。另外,研究表明,孕妈妈吸烟量越大,早产发生率越高。

(2) 孕妈妈每天吸烟 10 支以上者,胎儿先天性畸形的概率增加 2.1%;男性每天吸烟 30 支以上者,畸形精子的比例超过 20%,且吸烟时间愈长,畸形精子愈多,停止吸烟半年后,精子方可恢复正常。

2) 喝酒

(1) 酒精可导致内分泌紊乱,影响精子或卵子发育,造成精子或卵子畸形,受孕时形成异常受精卵。

(2) 影响受精卵顺利着床和胚胎发育,受酒精损伤的生殖细胞形成的胚胎往往发育不正常而导致流产。

（3）酒精可以通过胎盘进入胎儿血液，造成胎儿宫内发育不良、中枢神经系统发育异常、智力低下等问题。

36. 憋尿危害大

孕妈妈在怀孕期间，身体会发生很大变化，不良的日常生活习惯，会导致不良事件的发生，憋尿就是其中一项。孕妈妈经常憋尿可能出现以下状况：

（1）宫缩痛：孕妈妈经常憋尿，导致膀胱处于充盈状态，会压迫子宫，诱发宫缩。

（2）结石：孕妈妈憋尿时间过长，可能形成泌尿系统结石，导致肾积水并发尿潴留，进而影响肾功能。

（3）感染：孕妈妈长时间憋尿，尿道口细菌大量繁殖，如果上行感染，可以引发尿频、尿急、排尿困难。

建议：多饮水，勤排尿，勿久坐或久卧。

37. 为什么怀孕后一咳嗽就漏尿？

孕期由于胎儿的快速增长压迫了膀胱以及盆底肌肉，括约肌变得非常敏感、脆弱，所以在剧烈咳嗽或打喷嚏时就会漏尿，这属于正常现象。

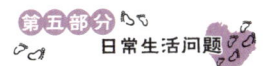

建议：平时进行盆底肌肉训练，做一些提肌锻炼和伸缩双腿训练，都能有效防止漏尿的发生。

38. 孕期能有性生活吗？需要注意什么？

怀孕后能否进行性生活是许多新手爸妈十分关心的问题，一般来讲，健康的孕妈妈在孕中期过性生活是可以的，但必须注意以下几点：

（1）咨询医生有无同房禁忌。

（2）不要刺激孕妈妈乳头，避免诱发宫缩。

（3）姿势常规，动作轻柔，避免腹部受压。

（4）频率不可过高，每周1次即可。

（5）性生活前后认真清洁外阴。

（6）佩戴避孕套，减少体液接触，预防感染。

39. 高度近视的孕妈妈如何安全度过孕产期？

由于孕期体内代谢、激素、血流动力学改变，高度近视的孕妈妈视网膜和脉络膜结构的改变会加重。针对高度近视的孕妈妈如何安全度过孕产期的问题，提出以下建议：

（1）对≥35岁的高度近视孕妈妈以及合并妊娠期糖尿病、高血压和子痫前期的高度近视孕妈妈，建议常规进行眼科检查。

（2）对已经出现视力下降、飞蚊征、黑影征等眼部异常表现的孕妈妈，建议眼科就诊并行专科检查。

（3）已经确诊为视网膜脱离的孕妈妈，应听从多学科会诊意见决定继续或者终止妊娠。

40. 哪些家务是孕妈妈能做的？

孕期运动可以有效控制不良妊娠结局。家务劳动是生活中运动的一种方式，建议孕妈妈可以适当进行以下家务劳动：

（1）织毛衣、做刺绣：相当于小关节运动，精细锻炼。

（2）扫地、做饭、洗衣：相当于走路、散步等低强度运动。

（3）拖地、擦桌子：相当于上下肢伸展、核心肌肉锻炼等中等强度运动。

（4）购物、爬楼梯：相当于高强度燃脂运动。

注意：孕妈妈做家务的时间及程度以不感到疲劳为宜，不要长时间站着劳动。

41. 孕期外出、旅游相关事项

孕妈妈早孕反应过了，身体状态比较好，胎宝宝比较稳定时，可以适当选择外出旅游。

1）外出旅游时注意事项

（1）旅行前做产检，咨询医生有无旅行禁忌。

（2）防止意外摔倒、腹部戳伤。

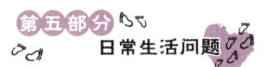

（3）旅途中如果出现腹痛、腹泻、阴道流血流液、剧烈头痛、视力模糊、下肢水肿等情况，必须在当地医院及时就诊。

（4）不要去疫区旅游。

（5）旅游结束后做产检，确定母胎安全。

（6）生活在低海拔地区的孕妈妈不宜去海拔过高的地区旅游。

2）坐飞机的注意事项

航空飞行可能会因为氧分压、湿度、气压下降，以及航空辐射给乘机的孕妈妈带来某些生理改变，但对于无产科禁忌证或者其他并发症的孕妈妈来说，偶尔乘坐飞机影响并不大，可能只会产生些许不适感，但是长途飞行可能会增加深静脉血栓的风险。所以，应分析航空飞行造成孕妈妈不适的原因并积极预防，持续＞4小时的飞行建议穿戴渐变弹性压缩长筒袜，有效降低航空飞行对孕妈妈造成的影响。

 42. 孕期坐车指南

挺着大肚子的孕妈妈外出乘车时需注意：

（1）早出门，不抢时、不追车。

（2）避高峰、免拥挤，选择孕妈妈专座靠窗坐。

（3）留空间：防止车门夹住衣服，防止乘客碰撞挤压身体，防止地面不平发生跌倒。

（4）忌急躁：如有不顺勿争吵，车子停稳上下车。

（5）系好安全带是关键。有部分孕妈妈认为大肚子不能系安全带，怕伤到腹中的胎宝宝，而事实恰恰相反，孕晚期孕妈妈出行一定要正确使用安全带。具体如下：①腰部安全带使用要避开腹部，不能横放在肚子上，要贴着大腿放在肚子下面且低于髋部的位置；②一定要配合使用肩部安全带。肩部安全带要紧贴肩部及胸部正中，千万不能放在胳膊下面或背后。

43. 多吃葡萄宝宝能有大眼睛吗？

"孕妈妈多吃葡萄，胎宝宝眼睛会变大"这个说法纯属谣言。胎宝宝眼睛大小主要取决于父母的遗传基因，而外界环境因素干扰很小，所以，宝宝眼睛大小与葡萄一点关系都没有。

但孕妈妈可以适量吃葡萄。葡萄中含有丰富的花青素，对胎宝宝的眼睛有好处，但不宜吃得过多。葡萄含糖量较高，吃多了会导致孕妈妈血糖升高，甚至引起妊娠期糖尿病，即使没有妊娠期糖尿病，血糖偏高也会导致胎儿过大甚至巨大儿，显著增加难产和剖宫产的风险。

44. 怀孕吃牛肉宝宝会变黑吗？

"孕妈妈吃牛肉会导致胎宝宝皮肤变黑"完全是民间谣言，毫无根据。牛肉里面含有丰富的蛋白质、钙、铁、锌等物质，孕期适当进食可以预防缺铁性贫血，提高孕妈妈的免疫力，有助于保持皮肤、骨骼和毛发的健康。

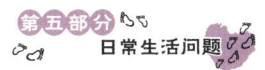

第五部分 日常生活问题

  45. 预防食物过敏小妙招!

食物过敏指的是有些人吃了某种食物之后,引起身体某一组织、器官甚至全身的强烈的免疫炎症反应,出现各种各样的功能障碍或组织损伤。为了避免食物过敏,孕妈妈需要做到以下几点:

(1) 避免食用容易过敏的食物:有食物过敏史的孕妈妈,一定要注意日常饮食,了解自己不能食用的食物,主动避开。

(2) 适当选用替代食物:合理选用营养相似的替代食物,保证营养成分的充足摄入,避免营养不良情况的发生。

(3) 提防隐蔽致敏物质:如花生油及其制品。防止装过花生制品的容器又盛装其他食物等。

(4) 查明致敏物质:对于经医生查明的确切的致敏物质要严格忌口,未经查明的食物不要盲目忌口,更不要形成某种食物过敏的心理暗示。

(5) 合理补充维生素D:维生素D可有效预防食物过敏。户外晒太阳半小时以上,可促进机体合成维生素D;多食用富含维生素D的食物,能增强体质,提高免疫力,改善胃肠道微环境,对预防食物过敏大有裨益。

  46. 家有孕妈妈,注意这5类花草不要养!

鲜花和绿植会使人心情愉悦,大部分孕妈妈都喜欢在房间内摆放一些花草植物,以期让室内空气变得更加清新。但是,孕妈妈要注意,不是每个植物都适合摆放在家里,特别是过敏体质的孕妈妈更要注意这一点!

不宜摆放的花草:

(1)松柏类植物:松柏类植物会分泌脂类物质,释放出浓郁的松脂味,对胃肠道产生刺激作用,时间长了会让人感到恶心和食欲下降。

(2)耗氧性花草:如丁香、夜来香等,进行光合作用时大量消耗氧气,会对人体产生危害。

(3)含有毒性的花草:比如郁金香、含羞草等,如果过多接触这类花草,会导致毛发稀疏、脱落等。

(4)容易引发过敏的花草:比如洋绣球,它散发出的花粉可能会诱发哮喘或导致咳嗽加重。

(5)花香味过浓的花:强烈的花草香味会影响孕妈妈的食欲和嗅觉,甚至引起头痛、恶心、呕吐等不适,有的还会引起皮肤过敏反应,一不小心接触后会出现皮肤瘙痒、皮疹等症状。

所以孕妈妈们一定要注意,不是所有的植物都适合摆放在家中!那么什么植物适合摆放在房间里呢?比如常见的绿萝、吊兰就很不错,它们四季常绿,还有净化空气、吸污的能力。

47. 怎么防"妊娠纹"?

孕妈妈在享受孕育生命和初为人母喜悦的同时,也会承受孕期和产后身体变化所带来的种种不便。其中,最让人烦恼的当属妊娠纹!

妊娠纹属于一种膨胀纹,是孕期常见的病理性皮肤改变,多发于

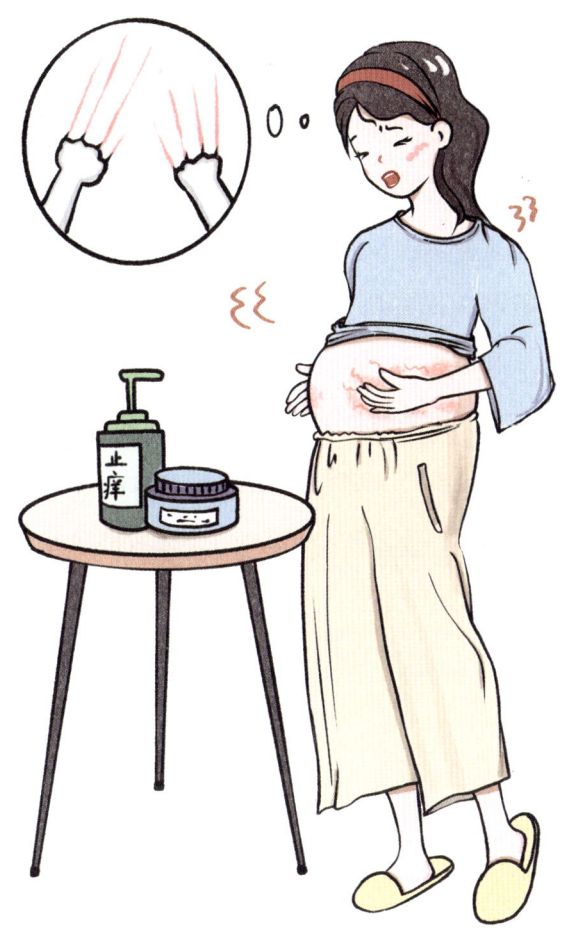

腹部，部分也出现在胸部和背部，初期多为长短不一的暗红色条纹，随着后期萎缩最终呈现白色或银色条纹，虽不会影响生理健康，但会导致局部瘙痒并影响美观。

下面教孕妈妈几招远离妊娠纹的方法：

（1）控制体重：孕期合理搭配饮食，保持正常的体重增加幅度，是避免出现妊娠纹的关键。孕妈妈摄入过多营养会导致胎宝宝发育太

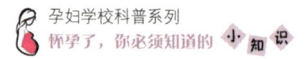

快,使腹部弹性纤维断裂,继而出现妊娠纹。整个孕期体重增加不应超过 12 千克。

(2)适度运动:适度的运动和拉伸除了可以帮助孕妈妈控制体重,也可以延展皮肤的张力,促进血液循环,减少妊娠纹的产生,比如练瑜伽、普拉提,游泳等。运动强度应根据孕妈妈体能水平而定,每次运动时间控制在 30 ~ 45 分钟。理想的情况是在教练指导下进行运动。

(3)增强皮肤弹性:怀孕期间,孕妈妈可以适当吃一些对胶原纤维有力的食物,同时多吃一些纤维含量高的果蔬以及含维生素 C 的食物,坚持每天喝牛奶。减少糖分的摄入,少吃含色素量高的食物也是很必要的。做一些简单的家务,也是孕妈妈增强皮肤弹性、远离妊娠纹的方法。

48. "肚子里待 1 天,远胜外边待 10 天"是这样的吗?

很多孕妈妈认为,胎宝宝到了 37 周足月就可以了,之后早晚出生影响不大。从理论上来说,胎龄满 37 ~ 42 周出生的胎宝宝都属于足月儿,他们的身体各器官都已经发育成熟。但是,刚满 37 周时,胎宝宝虽然发育周期足,但是距离分娩还有一段时间,37 ~ 39 周是胎宝宝脑部发育的关键时期,39 周以后出生的胎宝宝,智商、理解能力和认知能力等方面的表现都会较为优秀,发生新生儿不良风险的可能性也更低。

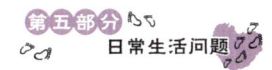

49. "一孕傻三年"是真的吗？

孕傻不是真的傻。出现此种现象的主要原因是：

（1）由于生理上的变化，孕期孕妈妈肾中精气和气血会大力支持新生命的孕育，以保证胎宝宝的正常发育。这样，供给大脑的营养物质相应减少，导致大脑自我保护性地把某些方面的功能减弱，比如记忆力、计算力等。

（2）产前、产后睡眠不足以及睡眠质量下降，孕妈妈容易疲劳，记忆力和反应能力都会受到影响。

（3）生活重心转移。生了宝宝以后，孕妈妈将注意力转移到宝宝身上，自然而然会忽略周围的一些事物。

50. 剖宫产的宝宝比顺产的宝宝更安全吗？

剖宫产是目前解决难产、高危妊娠的最佳方式，但不是分娩的最佳选择，阴道分娩才是人类生育史上自然选择的结果。剖宫产手术的应用在关键时刻可以改善新生儿结局，提高母婴安全，但术后孕妈妈并发症多，对胎宝宝发育也有一定影响，应慎重选择。

剖宫产的宝宝，一方面，由于缺乏分娩过程中的应激反应，易得幼儿多动症和小脑不平衡综合征；另一方面，胎宝宝未经产道挤压，可能会出现新生儿湿肺、末梢神经刺激不良的问题，远期容易出现感觉功能较差及呼吸窘迫综合征等情况。

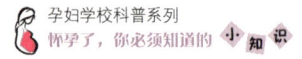

自然分娩是一个生理过程,胎宝宝经过阴道分娩时,强烈的子宫收缩压力及产道挤压让其对子宫外的生活已做好准备,规律的宫缩压力能够帮助胎宝宝扩张肺泡,促使胎宝宝肺部更加成熟,也促使胎宝宝排出呼吸道中的黏液及羊水,降低吸入性肺炎、呼吸窘迫综合征等新生儿疾病发生的概率。

 ## 51. 妈妈的"独门秘籍"——储存母乳!

妈妈母乳分泌量过多未达到供需平衡,或因各种原因要外出时,需要将母乳保存,以便喂养宝宝。母乳的保存时间主要依据储存条件来决定。

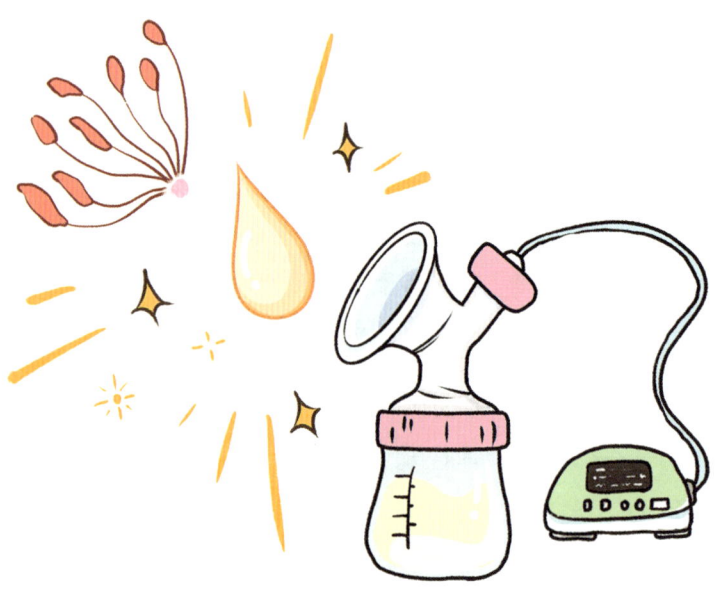

母乳储存方法及注意事项	
储存的材质	选择清洁、干燥、可密封、食品级的容器，不要求无菌。推荐玻璃、聚丙烯塑料材料（不含BPA），不推荐钢制、聚乙烯材料
储存的要求	（1）采集后不使用的母乳应置于冰箱内冰冻保存（－20℃）。 （2）母乳在容器内储存不可超过3/4，因为冰冻后体积增加。 （3）每次采集分开储存，不可将采集的新鲜母乳加入已冰冻的母乳中储存。 （4）如果条件允许，使用单独储存母乳的冰箱。无法做到单独储存时，将母乳与冰箱内其他物品隔开，不可储存在冰箱门上。 （5）冰箱配备报警装置以确保冰箱温度维持在正常范围内，定时监测冰箱温度并清洁，不要频繁打开冰箱影响其温度。 （6）母乳储存温度及时间：①－18~20℃：3~12个月；②－15℃：2周；③4℃：48~96小时；④15℃：24小时；⑤16~29℃：4~6小时；⑥27~32℃：2~4小时
母乳的解冻	（1）可以将母乳置于解冻设备或温水中进行，不要使用沸水、微波炉解冻母乳。 （2）冰冻母乳可置于冰箱冷藏柜中进行解冻（24小时内）。 （3）解冻温度小于37℃。 （4）同一个储存袋中的母乳解冻时应该解冻完全，而不是仅仅解冻喂养量。 （5）解冻母乳不可再次冰冻
母乳的加热	（1）可在温奶器、温水（≥37℃但<40℃）中加热，加热时水不可没过瓶盖，加热时长不超过15分钟。 （2）不推荐微波炉加热。 （3）加热后摇匀母乳。 （4）持续喂养的母乳不需要加热，间歇喂养的母乳需要加热